ISS doch LOGISCH!

PHILIPPA, LEOPOLD
& LUKAS LOVREK,
ALBRECHT ELTZ

ISS doch LOGISCH!

Das BASENBUCH FÜR KÖRPER & GEIST

REZEPTE UND ÜBUNGEN FÜR 7 TAGE

maudrich

VORWORT

Während wir damit beschäftigt sind, unser Leben so effizient wie möglich zu meistern, vergessen wir doch häufig das Allerwichtigste: uns selbst!

Als Schauspielerin kenne ich die Welt, in der alles schnell gehen muss und Zeit Mangelware ist. Deshalb weiß ich, dass eine ausgewogene Ernährung uns vor allem in turbulenten Zeiten den Rücken stärkt, uns Ausdauer und Energie bereitstellt und dafür sorgt, dass wir positiv durch den Tag gehen können.

Als Yogini liegt es mir am Herzen, den Menschen immer ganzheitlich zu betrachten: Körper, Geist und Seele sind eins! Darum ist es ganz wichtig, darauf zu achten, dass wir gesund essen, uns regelmäßig bewegen und ausreichend Zeit für Ruhe in unseren Alltag integrieren. Wenn diese drei Säulen in Balance und Harmonie sind, sind wir in der Lage, Berge zu versetzen! Dieses Buch beschreibt in einer leichten, unterhaltsamen Sprache, wie schön das Leben ist, wenn wir uns selbst Priorität schenken. Einfache Rezepte, leichte Bewegungsübungen und beruhigende Entspannungstechniken sorgen dafür, dass jeder Tag ein Tag voller Wunder wird.

Es hat mir Spaß gemacht, diese Seiten zu lesen, weil ich spüren konnte, dass ein Team dahintersteckt, das den Wunsch hat, etwas zu bewegen – genauso wie ich: Wir wollen einen Beitrag dazu leisten, die Welt ein Stück weit gesünder zu machen. Wenn wir mit neugierigen Augen und einem offenen Herzen durchs Leben gehen, werden wir jeden Tag das Göttliche erleben, das die Natur für uns bereitgestellt hat.

Herzlichst
Ursula Karven

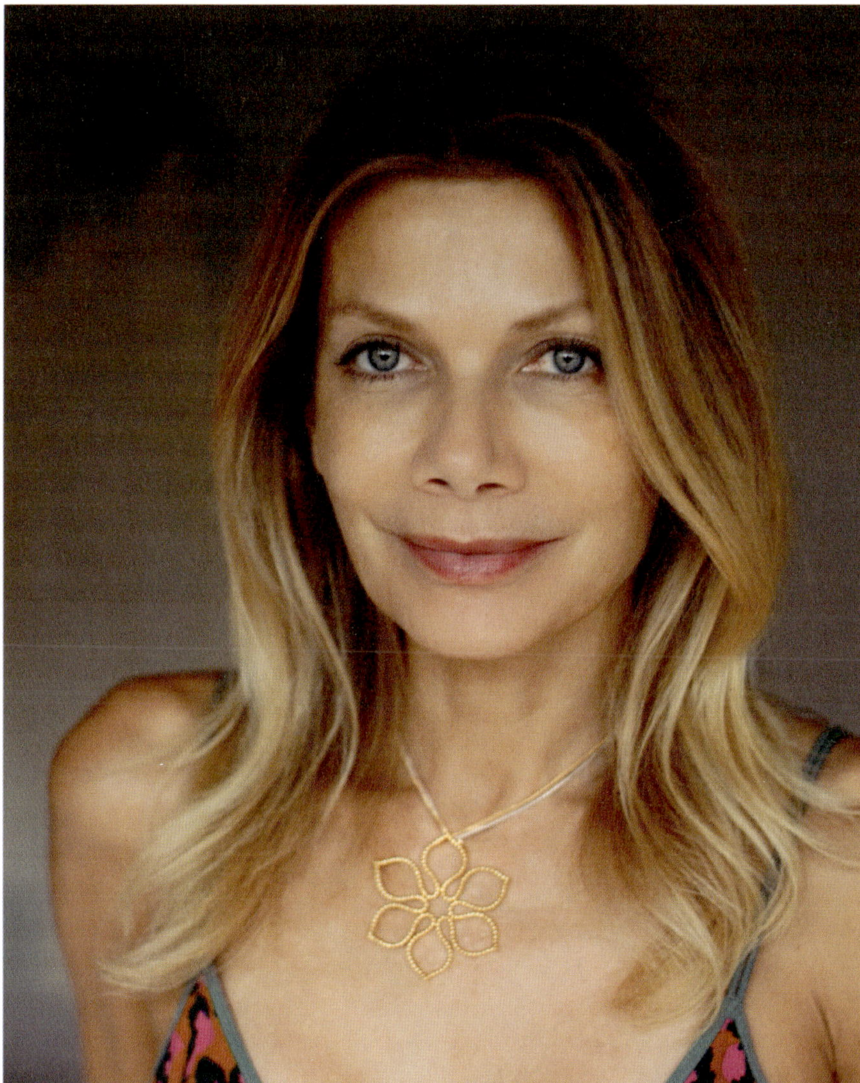

Für die Klarheit des Geistes,
die Wahrheit des gesprochenen Wortes
und die Reinheit des Herzens.

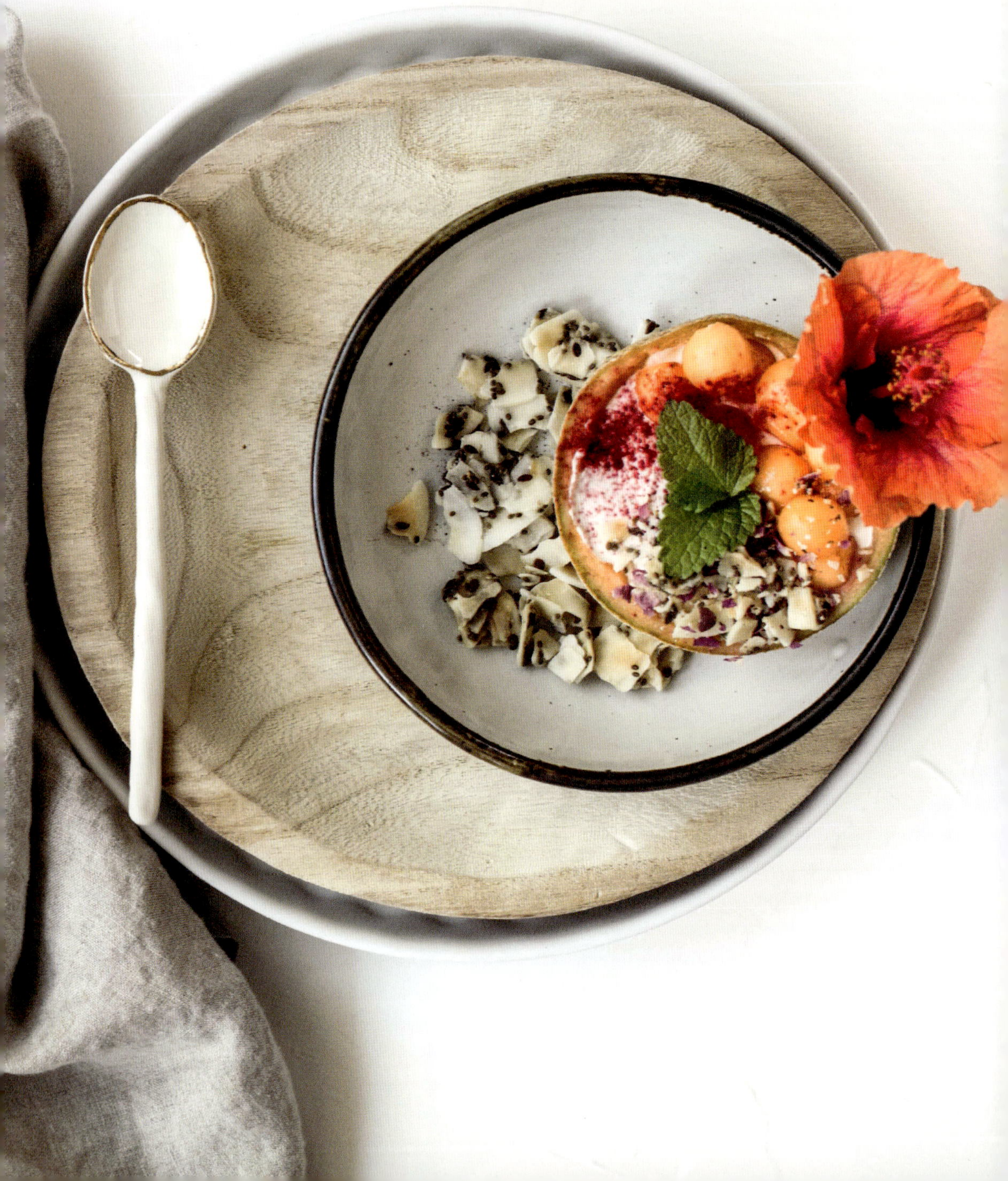

Inhalt

ISS DOCH LOGISCH

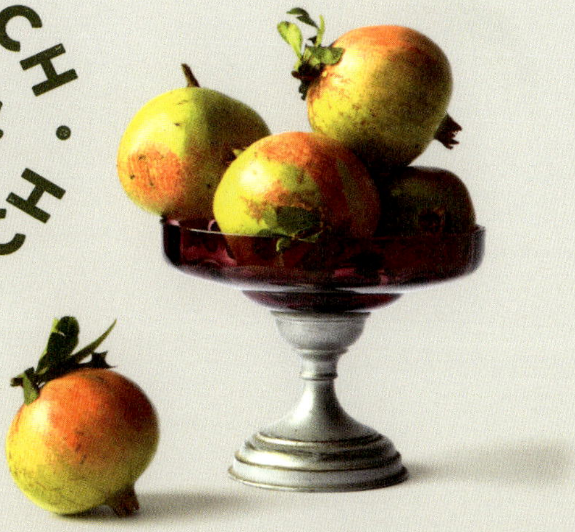

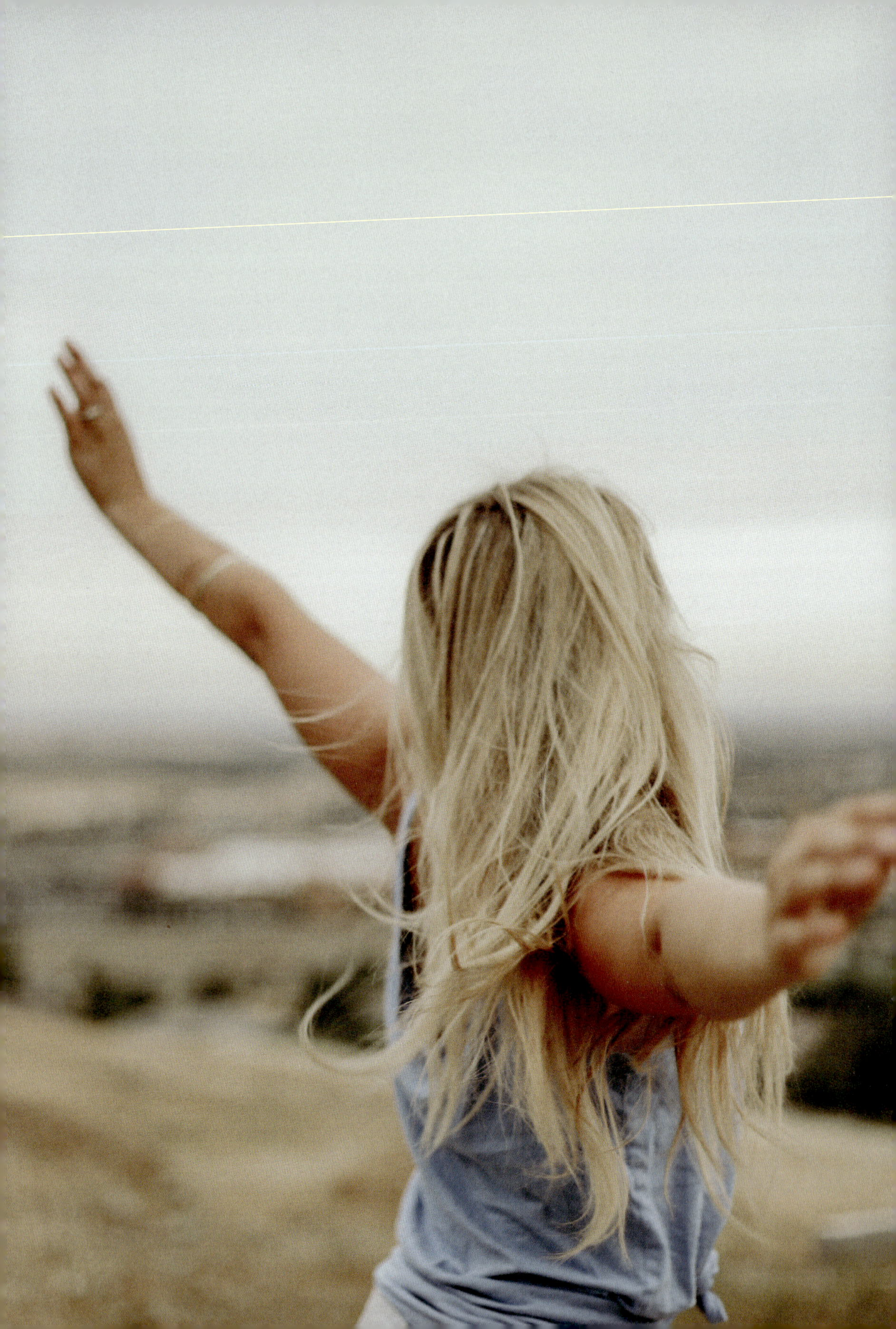

WESHALB DIESES BUCH DEIN LEBEN EIN STÜCK WEIT VERÄNDERN WIRD

Dieses Buch soll dein persönlicher Ratgeber in Sachen gesunder Lebensstil werden. Es ist eine Anleitung, sich eine Woche lang wirklich etwas Gutes zu tun, auf sich zu schauen und dabei zu lernen, wie das auch in Zukunft ganz leicht in das Leben integriert werden kann.

Ziel dieses Buches ist es, dir zu neuem Wohlbefinden zu verhelfen. Und versprochen – du wirst dich wirklich gut danach fühlen! Denn genau darum geht es: sich gut zu fühlen, energiegeladen, voller Tatendrang und Lebensfreude zu sein.

Lies das Buch in Ruhe bis zum Ende, sei aufmerksam und wissbegierig – du wirst sehen, dass sich schon beim Lesen automatisch ein paar Dinge in deinem Leben verändern werden.

Der Mensch ist ein höchstkomplexes Wesen und genau als solches muss er auch betrachtet werden. Schon Hippokrates, der als der Begründer der wissenschaftlichen Medizin gilt, wusste um den Zusammenhang zwischen Körper, Geist und Seele. Die Pfeiler seiner Therapie waren daher auch folgendermaßen aufgebaut:

- Gesundes Ess- und Trinkverhalten
- Die Wichtigkeit von frischer Luft
- Bewegung
- Die Selbstheilungskräfte des Körpers
- Homöostase (Beibehaltung von Gleichgewichten in Körper, Geist und Seele)

Und obwohl seine Thesen schon über 2.000 Jahre alt sind, haben sie bis heute Gültigkeit, denn genetisch haben wir uns in dieser Zeit kaum verändert. Alles, was sich verändert hat, betrifft lediglich unsere

DIE SÄULEN DES BASISCHEN LEBENSSTILS

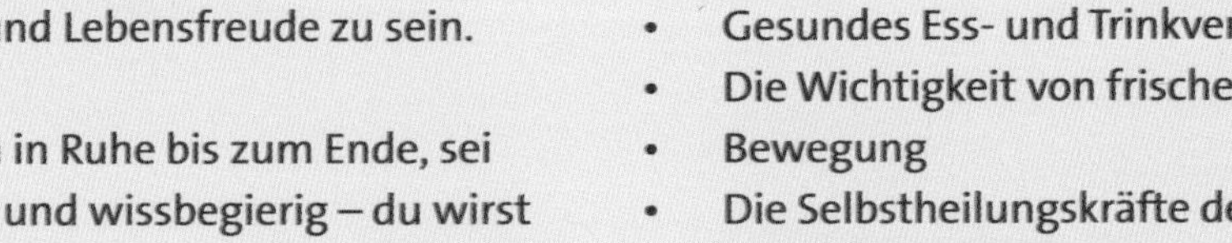

NÄHRSTOFFZUFUHR *FLÜSSIGKEITSZUFUHR* *BEWEGUNG/SPORT* *AUSGEGLICHENHEIT*

Umgebung: Die Industrialisierung, Massentierhaltung, konventioneller Landbau, verarbeitete Lebensmittel, ständige Erreichbarkeit, eine schnelllebige Zeit und Bewegungsmangel bestimmen unseren Alltag. All das hat enorme Auswirkungen sowohl auf physischer als auch auf psychischer Ebene.

Das Schöne ist, dass wir unser Glück dennoch selbst in der Hand haben. Natürlich gehören viele Faktoren dazu, um glücklich zu sein – und für jeden von uns bedeutet Glück etwas anderes – aber wenn wir unseren Körper liebevoll behandeln, ihm den Treibstoff geben, den er braucht, um reibungslos zu funktionieren, vor Energie zu strotzen und sowohl körperlich als auch geistig fit zu sein, dann haben wir den Grundstein für ein zufriedenes und ausgeglichenes Leben gelegt.

Und genau dafür wollen wir dir mit diesem Buch einen Leitfaden an die Hand geben. Eine Woche, die deiner Gesundheit gewidmet ist, mit einfachen Rezepten, Bewegungsübungen, Entspannungstechniken und einer guten Tat am Tag.

Wer sich daran hält, bringt Freude in die Welt und verändert nicht zuletzt das eigene Leben positiv!

VITAL · GESUND und FRÖHLICH ·

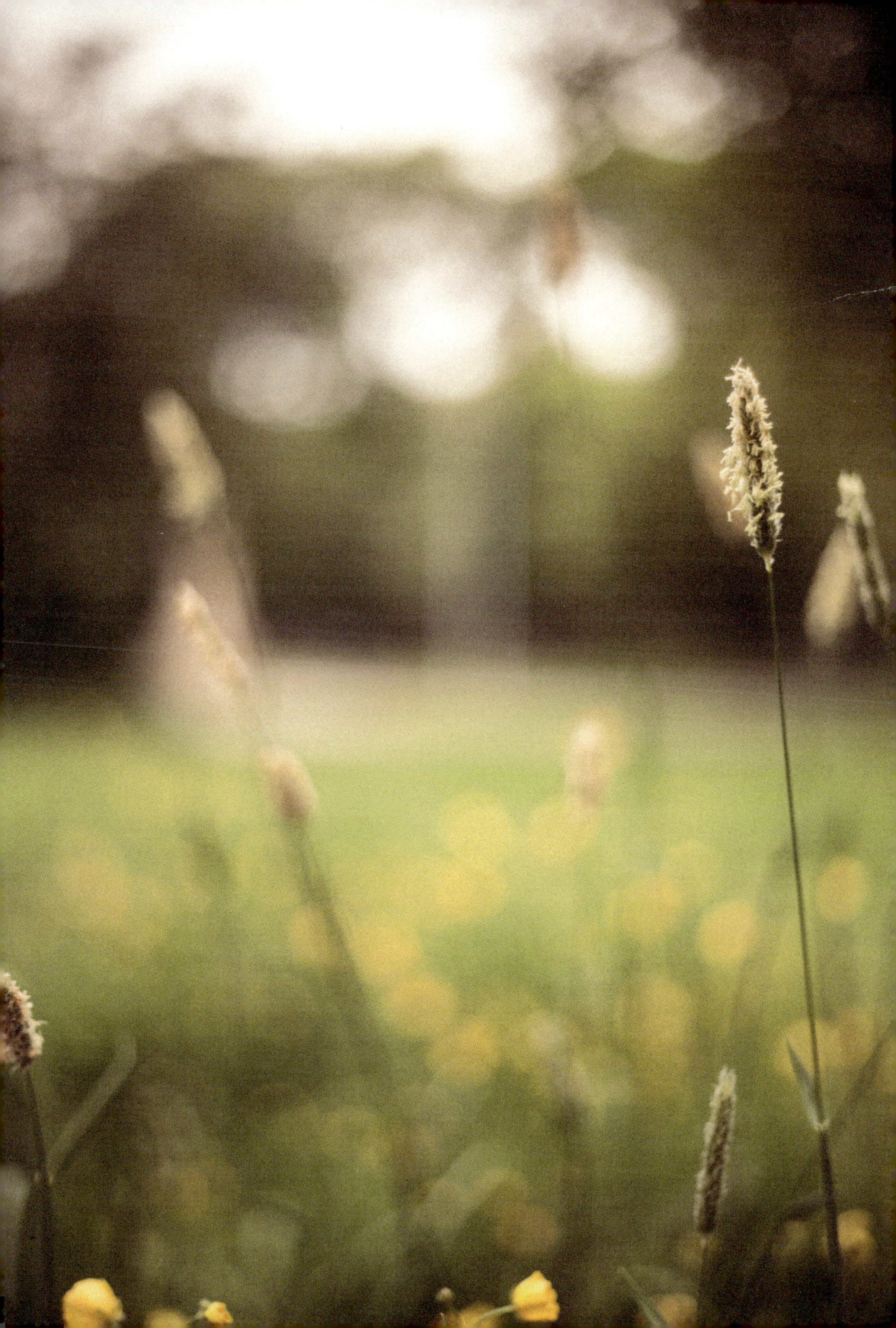

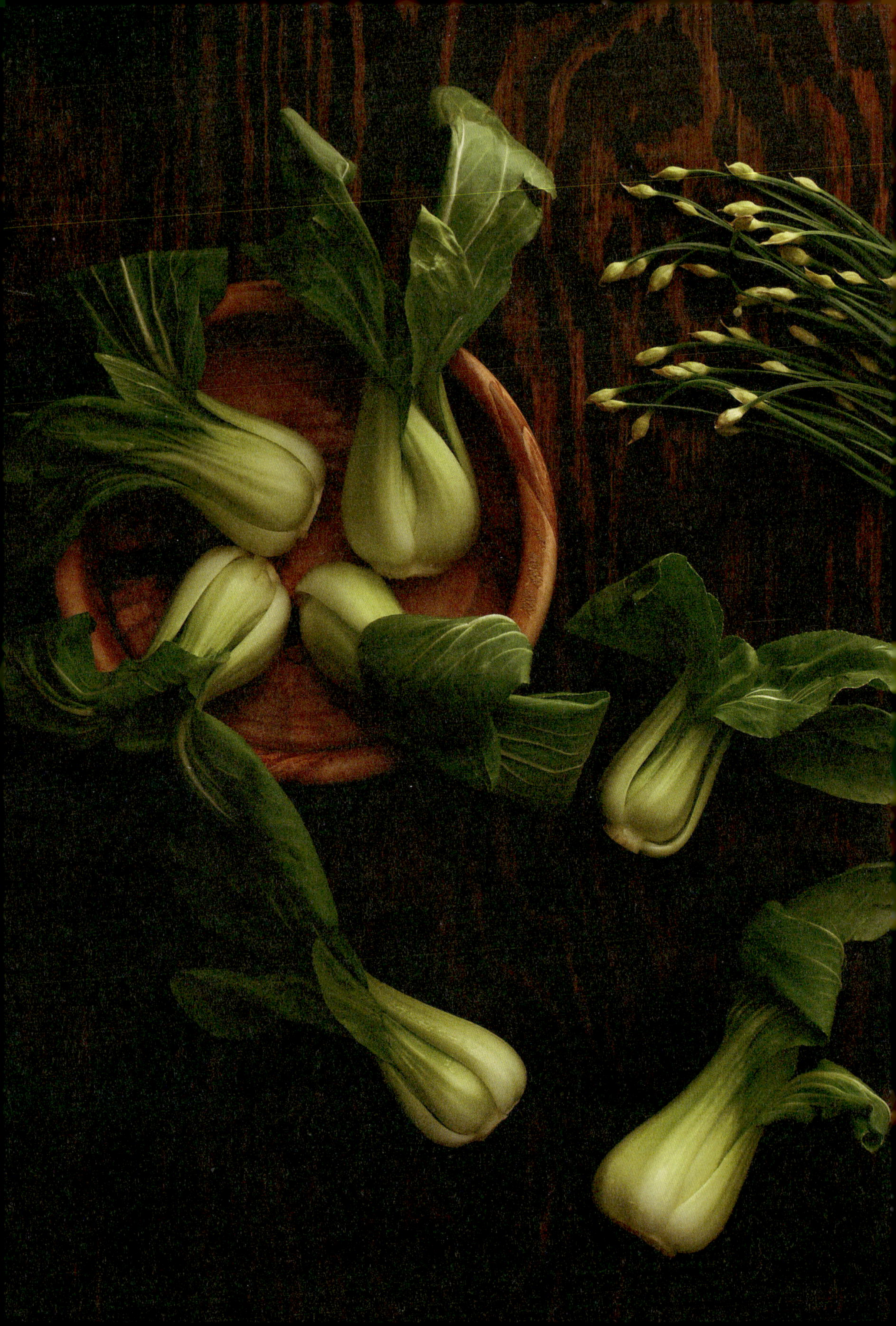

ERNÄHRUNG

Wer sich schon einmal ganz allgemein mit dem Thema „gesunde Ernährung“ auseinandergesetzt hat, der weiß, dass es dabei immer auf dieselben Prinzipien hinausläuft: viel Gemüse, Vollkornprodukte, Obst, ausreichend Flüssigkeit und wenig Fleisch.

Und genau um diese Prinzipien geht es auch bei der basischen Ernährung. Man muss kein Wissenschaftler sein, um die Effekte dieser Ernährungsweise zu verstehen, denn sie ist ganz logisch: Sie ist nichts anderes als gesunde Ernährung – mit dem Vorteil, dass man sie aus medizinischer Sicht ein bisschen besser erklären kann.

DAS PROBLEM

Unsere Vorfahren waren Jäger und Sammler. Körperliche Betätigung war unerlässlich, um zu überleben. Beeren, Nüsse, Samen, Wildpflanzen, Kräuter, Obst und Gemüse standen auf dem Speiseplan. Fleisch war eine seltene Ausnahme. In den letzten Jahrhunderten haben sich die Ernährung und auch unser Lebensstil drastisch geändert. Aus viel Bewegung wurde kaum Bewegung, Vollkorn tauschte mit verarbeiteten Weißmehlprodukten den Platz und statt Bergen an Gemüse landen heute Berge aus antibiotikaverseuchtem Fleisch auf unseren Tellern.

Die Auswirkungen sind eindeutig: 2017 gab es zum ersten Mal mehr übergewichtige als hungernde Menschen auf der Welt. In den letzten 40 Jahren hat die Zahl der Übergewichtigen dramatisch zugenommen. Waren 1975 noch 105 Millionen Menschen zu dick, waren es 2014 bereits 641 Millionen. Das ist ein Zuwachs von über 600 Prozent in nur 40 Jahren – Tendenz steigend! Um eines klarzustellen: Es geht hier nicht um ein ästhetisches Problem, sondern um das Gesundheitsproblem Nummer eins. Denn Übergewicht ist oftmals nicht nur eine Zahl auf der Waage, sondern ein Zeichen für ein „aus der Balance geratenes“ Leben, und zwar im physischen und psychischen Sinn. Die Auslöser für Übergewicht sind vielseitig: Bewegungsmangel, falsche Essgewohnheiten, Stress oder psychische Belastung, Schlafmangel, aber auch hormonelle Störungen oder Medikamente. Das große Problem ist, dass Übergewicht meist nicht allein auftritt, sondern fast immer mit Folge- oder Begleiterkrankungen einhergeht. Stoffwechselstörungen, Herz-Kreislauf-Erkrankungen, Bluthochdruck, Diabetes, Verdauungsprobleme, Gelenkbeschwerden, Arteriosklerose und Störungen des Hormonhaushalts sind keine Seltenheit. Ganz zu schweigen von der psychischen Belastung. Noch einmal, es geht hier nicht um irgendwelche Schönheitsideale, es geht tatsächlich um ein hohes gesundheitliches Risiko, das auf diesem Planeten langsam überhand nimmt. Es ist Zeit, etwas daran zu ändern!

Die obigen Zahlen verdeutlichen ganz klar, dass etwas falsch läuft. Dass Menschen hungern müssen, liegt nicht an einer weltweiten Knappheit der Nahrungsmittel, sondern an schlechter Verteilung, Verschwendung und steigenden Preisen. Auch diese Themen würden ein ganzes – ein anderes – Buch füllen.

WIESO BASISCH?

Der moderne Lebensstil, vollgepackt mit Fast Food, Softdrinks, Zucker, Fett, Alkohol, Zigaretten, viel Arbeit, Stress und kaum Bewegung, hat einen großen gemeinsamen Nenner: Säuren. All die eben aufgezählten Dinge hinterlassen eine riesige Säureflut in unserem Körper, die irgendwie „gemanagt" werden muss.

Um das Säure-Basen-Prinzip zu verstehen, ist etwas Chemie notwendig: Der pH-Wert zeigt an, wie sauer oder basisch eine Umgebung ist.

0–6,9 = sauer
7 = neutral
7,1–14 = basisch

Jedes Organ hat seinen ganz speziellen pH-Bereich, in dem es am besten arbeiten kann:

Körperbereich	pH-Wert
Magensaft	1,2–3,0
Scheide	3,8–4,4
Schweiß	4,5–6,8
Harn	4,8–8,0
Haut	5,5–6,5
Dickdarm	5,5–6,5
Muskeln	6,9
Körperzellen	6,9–7,3
Speichel	7,0–7,4
Leber- und Gallenblasensekret	7,1–8,2
Bindegewebe	7,08–7,21
Tränenflüssigkeit	7,35
Blut	7,35–7,45
Lymphe	7,41
Sekret der Bauchspeicheldrüse	8,0
Dünndarm	8,0
Fruchtwasser	8,0–8,5

Würden diese pH-Bereiche aus der Norm rutschen, hätte das fatale Folgen für uns. Um die unterschiedlichen pH-Milieus aufrecht und vor allem konstant zu halten und um Säuren aufgrund einer ungünstigen Lebensweise verarbeiten zu können, ist unser Körper mit raffinierten Fähigkeiten ausgestattet: Puffersysteme sind jene Mechanismen im menschlichen Körper, die dafür sorgen, dass die unterschiedlichen pH-Milieus in den Organen konstant gehalten werden; sie gleichen den pH-Wert nach oben oder unten aus. Das geschieht in etwa so wie bei der Konstanthaltung der Körpertemperatur. Wenn uns zu heiß ist, schwitzen wir, sobald es zu kalt ist, fangen wir an zu zittern. Unsere Puffersysteme sorgen für einen Säureausgleich im Körper – über die Lunge, die Nieren, die Knochen, das Bindegewebe und die Haut.

Anhand der Lunge lässt sich das vereinfacht erklären: Wir atmen Sauerstoff (O_2 = basisch) über die Lunge ein und tauschen es gegen Kohlendioxid (CO_2 = sauer) aus. So sind wir in der Lage, ein konstantes pH-Milieu aufrechtzuerhalten. Nach demselben Prinzip (nur etwas umfangreicher) funktioniert das auch in den anderen Organen. Sobald wir säurebildende Lebensmittel zu uns nehmen, braucht unser Körper basische Mineralstoffe (Natrium, Kalium, Kalzium, Magnesium und Eisen), um die Säuren wieder neutralisieren zu können. Sind diese Stoffe nicht ausreichend vorhanden, holt sie sich der Organismus aus den verschiedensten Geweben: Muskeln, Knochen, Organen usw. Er betreibt also Raubbau am eigenen Leib. Nehmen wir mit der Nahrung genügend basenbildende Lebensmittel zu uns, können wir diesem Dilemma entgegenwirken und so vermeiden, dass wir uns selbst „anknabbern".

Ein genialer Schachzug unseres Systems ist das Fett. Sind zu viele Säuren in unserem Organismus im Umlauf, produzieren wir Fettzellen, welche die Säuren einschließen, um die Organe zu schützen. Viele Menschen tun sich schwer beim Abnehmen, da sie, ohne es zu wissen, komplett übersäuert sind. Unser cleverer Körper gibt keine Fettzellen frei, die zu viele Säuren enthalten, denn das würde eine wahrhaftige Säureflut bedeuten. Also müssen wir gewährleisten, genügend Basen bereitzustellen, damit die Säuren direkt neutralisiert werden können.

Wer sich also überwiegend basisch ernährt, wird sehen, dass neben allen anderen Vorteilen die Kilos ganz von allein, quasi als positiver Nebeneffekt, purzeln. Falls du zu denjenigen gehörst, die schon unzählige Diäten ausprobiert und eigentlich schon resigniert haben, weil „eh nix" hilft, möchten wir dir etwas ans Herz legen: Bleib am Ball und hab Geduld! So eine Ernährungsumstellung ist keine Sofortlösung – sie ist eine Lebenseinstellung. Selbst wenn sich in der ersten Woche noch nichts tut, bleib unbedingt dran und schau, was in der zweiten und dritten Woche passiert. Es wird sich etwas ändern – versprochen. Und zwar ausschließlich zum Positiven, daran führt kein Weg vorbei. Dein Körper wird von der ersten Sekunde an reagieren – nur weil du vielleicht unmittelbar noch nichts spürst, tut sich im Inneren dennoch ganz viel. Eine chronische Übersäuerung erfordert manchmal Geduld und das ist etwas, was wir in unserer schnelllebigen Zeit wieder lernen müssen.

ÜBERSÄUERUNG VS. AZIDOSE

Viele Mediziner schreien auf, wenn sie hören, dass Naturheilkundler von Übersäuerung reden – denn die gibt es in ihren Augen nicht. Wichtig ist hier, den Unterschied zwischen einer Azidose (Übersäuerung des Blutes) und einer chronischen Übersäuerung zu erklären: Wie wir oben schon gesehen haben, ist unser Blut leicht basisch. Bewegt sich dieses pH-Milieu auch nur ein klein wenig nach unten in Richtung des sauren Bereichs, so spricht man von einer Azidose. Das ist eine medizinisch diagnostizierte Übersäuerung des Blutes, die lebensbedrohlich ist.

Bei einer chronischen Übersäuerung hingegen bleibt der pH-Wert des Blutes konstant, aber andere Teile des Körpers kämpfen mit zu vielen Säuren. Dieser Zustand hat sich durch einen sauren Lebensstil über Jahre hinweg entwickelt, ist zwar im ersten Moment nicht lebensbedrohlich, sollte aber unbedingt wieder ausbalanciert werden. Doch Übersäuerung lässt sich nur schwer messen. Es gibt zwar Urinteststreifen in der Apotheke, allerdings sind diese nicht sehr zuverlässig. Man müsste über den Zeitraum von einer Woche ca. sechs Mal am Tag seinen Urin messen, um aussagekräftige Ergebnisse zu erhalten. Zudem muss man wissen, dass der Urin großen pH-Schwankungen unterliegt – je nach Tageszeit und abhängig davon, ob und was gegessen wurde, wie viel man sich bewegt hat usw. Die Anzeichen einer Übersäuerung lassen sich viel eher an den Symptomen erkennen. Dafür muss man in sich hineinhören und die Signale des eigenen Körpers lesen. Wenn dir zwei der nachfolgenden Probleme bekannt vorkommen, dann ist es ratsam, ein paar Dinge in deinem Leben zu ändern.

DIE HAUT

Die Haut ist unser größtes Organ und unterstützt den Körper mithilfe der Schweißdrüsen bei der Entgiftung. Säuren und andere unerwünschte Stoffe werden über die Poren an die Hautoberfläche abgegeben, wo sie verdunsten. An der Haut erkennt man sehr schnell und deutlich den Gesundheitszustand: Blasse, fahle oder schlecht durchblutete Haut kann ein Anzeichen für eine Übersäuerung sein. Auch Hautunreinheiten wie Mitesser und Pickel können auf einen unausgeglichenen Säure-Basen-Haushalt hinweisen. Besonders hilfreich können hier Basenbäder sein – mehr dazu auf Seite 55f.

DER DARM

Je nachdem wie wir uns ernähren, muss unser Darm Höchstleistungssport betreiben. Viel Zucker, Fett, Alkohol, Weißmehlprodukte, tierische Eiweiße und Konservierungsstoffe belasten unsere Verdauungsorgane und verlangen Schwerstarbeit von ihnen. Da ist es naheliegend, dass der Darm und sein sensibles Milieu zu kämpfen haben. Am besten lässt sich das zum einen am Stuhlgang und zum anderen am berühmten Bauchgefühl erkennen. Neigt man zu unregelmäßigem Stuhl, der nicht kompakt oder auch mit viel Pressen verbunden ist, weiß man, der Darm braucht Unterstützung. Menschen mit Übersäuerung klagen auch zunehmend über ein Unwohlsein, leichte Bauchschmerzen oder Blähungen. Noch etwas: Ein übersäuerter und verschlackter Darm wirkt sich auf den gesamten Organismus aus. Unser Immunsystem ist eng mit dem Darm verbunden und leidet (übrigens genauso wie die Haut) unter einer nicht funktionierenden Verdauung.

DIE HAARE

Ist unser Säure-Basen-Haushalt gestört, ist unser Körper ununterbrochen damit beschäftigt, die Balance wiederherzustellen. Er benötigt Mineralstoffe und Spurenelemente, um die Säuren neutralisieren zu können. Werden diese nicht mit der Nahrung aufgenommen, muss er sie sich von anderer Stelle holen. Nicht selten erkennt man das an Haarausfall bzw. sprödem und brüchigem Haar.

DIE KNOCHEN

Genauso wie bei den Haaren sucht der Körper in den Knochen nach Mineralstoffreserven, um die große Säurelast zu bewältigen. Deshalb mündet eine chronische Übersäuerung nicht selten in einer Osteoporose. Unsere Knochen sind geniale Mineralstofftanks und deshalb willkommenes Futter, um Säuren loszuwerden. Doch brauchen die Knochen diese Mineralstoffe selbst – für ihre Stabilität.

MÜDIGKEIT UND LEISTUNGSFÄHIGKEIT

Ist der Säure-Basen-Haushalt gestört, steht der gesamte Organismus unter Stress. Vor allem Müdigkeit und fehlende Leistungsfähigkeit sind die Folgen. Abends fällt das Einschlafen schwer, der Schlaf ist oft unterbrochen und morgens kommt man kaum aus dem Bett. Darunter leidet natürlich die Leistungsfähigkeit am Tag. Und so entsteht langsam, aber sicher ein mühsamer Teufelskreis.

NEGATIVE GEDANKEN

Ob du es glaubst oder nicht, auch Gedanken können uns sauer werden lassen – und nicht nur in Bezug auf unsere Laune. Verbringt man viel Zeit damit, sich über Dinge zu ärgern, alles negativ zu sehen und bei der kleinsten Banalität aus der Haut zu fahren, werden Stresshormone gebildet, die in unserem Organismus Säuren hinterlassen. Diese Denkmuster kann man durch kleine, aber hocheffektive Übungen ändern; mehr dazu auf Seite 50ff.

Die Fragen, die sich jetzt stellen: Wollen wir nicht alle unser gesamtes Potenzial ausschöpfen? Wollen wir nicht alle energiegeladen durchs Leben gehen? Wollen wir nicht alle leistungsstark und ausgeglichen sein? Dafür müssen wir jedoch etwas tun und uns gut um unseren Körper kümmern, ihm die notwendigen Nährstoffe liefern und dafür sorgen, dass er richtig aufblühen kann.

DIE SELBST-HEILUNGSKRÄFTE

Jeder von uns versucht, ein moralisch korrekter Mensch zu sein. Wir wissen, was richtig und was falsch ist, bemühen uns, in Frieden mit unserem Umfeld zu leben und unsere Werte weiterzugeben. Was viele aber vergessen: Es gibt auch eine körperliche Moral. Wir sollten anfangen, unseren Körper als Freund zu sehen, dessen Bedürfnisse gestillt werden wollen. Wir sollten anfangen, ein Team mit unserem Körper zu werden und nicht gegen ihn zu arbeiten. Wir sollten darauf achten, unseren Körper gut zu behandeln. Den Körper gut zu behandeln bedeutet auch, ihm Zeit zu geben sich zu regenerieren, ihm Zeit zu

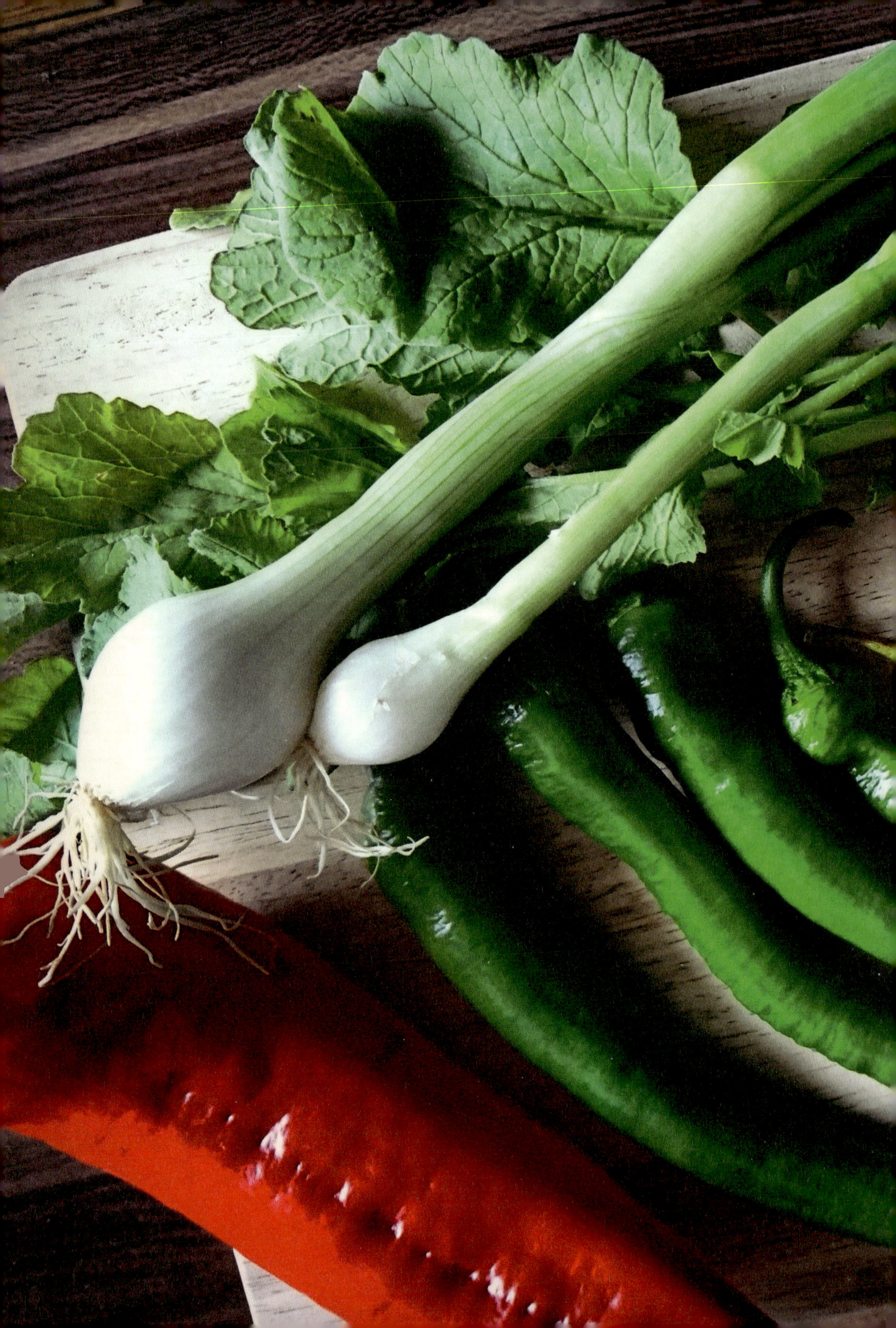

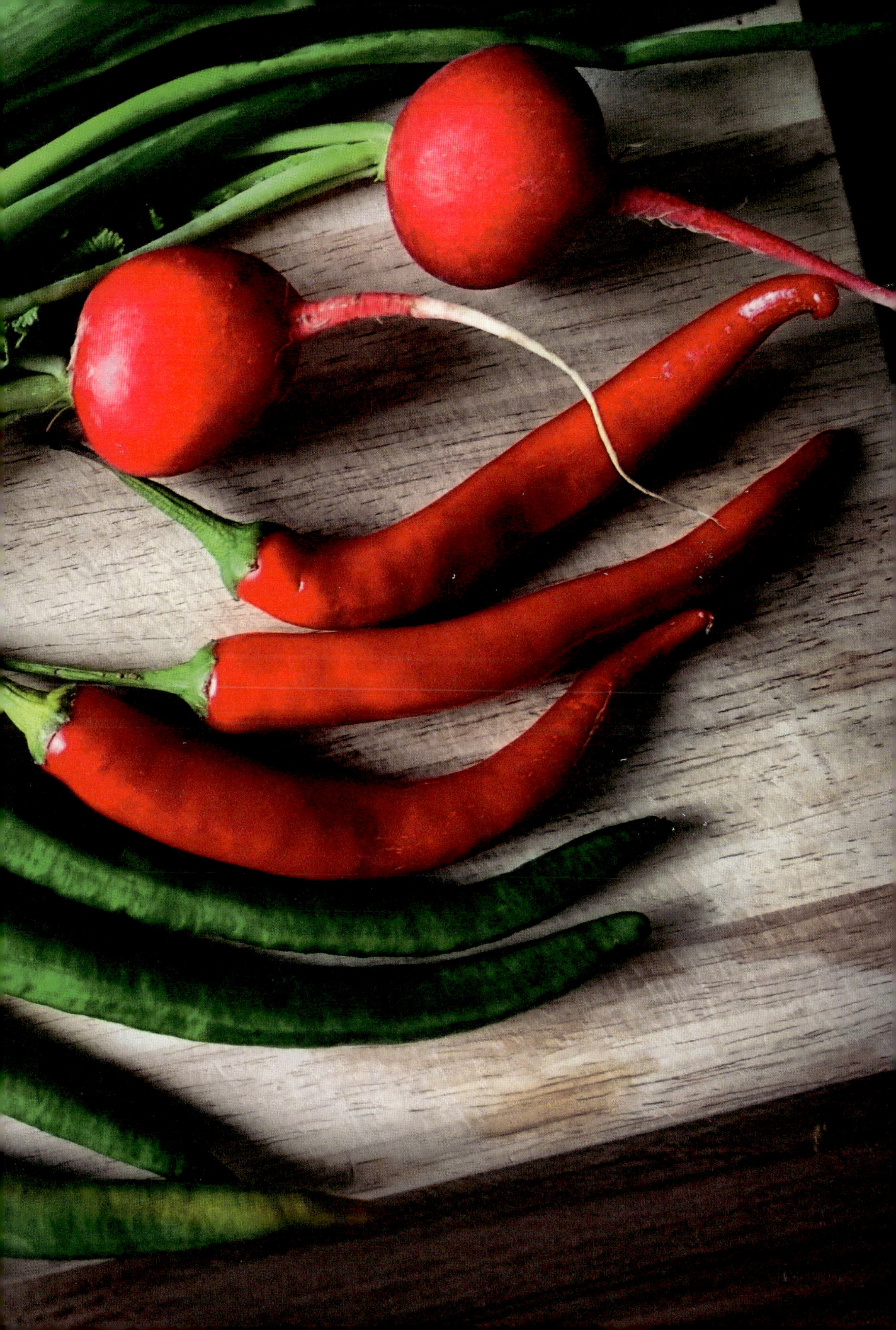

geben selbstständig zu arbeiten und ihm zu vertrauen, dass er seine Arbeit gut verrichtet.

In unserer heutigen schnelllebigen Zeit gibt es nämlich ein weiteres Dilemma: die florierende Pharmaindustrie. Bitte nicht falsch verstehen – zum Glück gibt es Medikamente, denen viele Menschen ihr Leben zu verdanken haben, und zum Glück ist die Wissenschaft so fortschrittlich, dass eine Grippe uns heute nicht mehr umbringen kann. Aber es gibt auch eine Schattenseite: Ständig wird uns suggeriert, gegen jedes Wehwehchen sofort ein Mittel nehmen zu müssen. Jeder Schnupfen, Husten, Halsschmerz muss sofort behandelt werden, gegen Kopfweh gibt es zig unterschiedliche Pillen und beim kleinsten Bauchgrummeln wird ein Pulver genommen. Jede dritte Fernsehwerbung verkauft uns Medikamente als wären sie Zahnpasta – und lehrt uns dadurch einen falschen Umgang mit ihnen.

So trainieren wir uns langsam, aber sicher ein ganz wichtiges System in unserem Körper ab: die Selbstheilungskräfte. Diese unterschiedlichsten Mechanismen sind ein Wunder unseres Organismus. Jeder weiß: Hat man sich geschnitten, dauert es nicht lange und die Wunde hört auf zu bluten, es bildet sich eine dünne Schichte über der Verletzung und von Tag zu Tag kann man beobachten, wie der Schnitt langsam verschwindet. Genau diese Mechanismen finden auch im Körperinneren statt. Doch weil wir sie nicht sehen können, nehmen wir das oft nicht wahr. Die Leber eines schweren Alkoholkranken ist sogar nach jahrelangem Alkoholmissbrauch in der Lage, sich wieder vollständig zu regenerieren. Das soll jedoch auf keinen Fall zum Trinken animieren, sondern zeigen, wie intelligent unser Körper ist. Wir müssen nur lernen, liebevoll mit ihm umzugehen, damit wir unser ganzes Potenzial ausschöpfen und das Leben mit all seinen Facetten genießen können. Und dazu gehört auch Geduld: Nicht gleich beim ersten Kopfschmerz eine Tablette nehmen, sondern stattdessen darüber nachdenken, weshalb der Kopf tobt. Habe ich heute zu wenig getrunken, hatte ich eine unruhige Nacht, bin ich gestresst oder sitze ich seit Stunden in einem ungelüfteten Raum? Wir müssen lernen, die Ursachen für unseren Zustand zu erkennen, um darauf angemessen reagieren zu können.

WIE FUNKTIONIERT DIE BASISCHE ERNÄHRUNG?

Bei der basischen Ernährung geht es darum, Lebensmittel, die Säuren in unserem Körper bilden, zum Großteil wegzulassen. Hingegen sollen basenbildende Lebensmittel in Hülle und Fülle verzehrt werden: Die Prinzipien der basischen Ernährung beruhen auf der 80 : 20-Regel. Es sollen 80 Prozent basenbildende Lebensmittel und 20 Prozent säurebildende Lebensmittel gegessen werden. Dadurch hat man die Garantie, bei jeder Mahlzeit einen Basenüberschuss zu erzielen. Basenbildende Lebensmittel sind neben wichtigen Vitaminen und Ballaststoffen auch reich an basischen Mineralstoffen, die wir brauchen, um Säuren zu neutralisieren.

Welche Nahrungsmittel basisch und welche sauer in unserem Körper wirken, ist in der Lebensmitteltabelle (S. 146) ersichtlich. Hier sieht du auch, welche Lebensmittel du ab nun in großen Mengen essen solltest, welche hin und wieder auf deinem Teller landen können und welche nur in Ausnahmefällen auf deinen Speiseplan gehören. Wie du die Lebensmittel ganz einfach in deinen Alltag einbauen kannst, zeigen wir dir mit unseren Rezepten. Hier ein paar einfache Regeln:

GEMÜSE

Ab heute sollte Gemüse den Hauptteil deiner Mahlzeiten ausmachen. Wir Europäer haben uns antrainiert, Gemüse als Beilage zu sehen, stattdessen sollte es immer den größten Teil des Tellers einnehmen.

MEHR PFLANZLICHES ALS TIERISCHES PROTEIN

Fleisch, Wurst und Käse sollten von nun an immer häufiger durch Hülsenfrüchte, Sprossen, Nüsse oder Samen ersetzt werden. Die tierischen Eiweißquellen sind in der Lage, mehr Säuren zu hinterlassen als die pflanzlichen, und enthalten noch dazu weniger gesunde Inhaltsstoffe.

IMMER VOLLKORN

Achte darauf, dass Weißmehl aus Weizen nur noch in Ausnahmefällen auf deinem Teller landet. Dieses leider komplett überzüchtete Korn enthält mittlerweile kaum noch verwertbare Inhaltsstoffe und schadet mehr als es nützt. Vollkornprodukte bilden zwar Säuren in unserem Körper, allerdings zählen sie aufgrund des hohen Mineralstoffgehaltes und der wichtigen Ballaststoffe zu den guten Säurebildnern, die wir unbedingt brauchen.

ÖLE UND FETTE IN MAßEN UND ABWECHSLUNGSREICH

Öle und Fette zählen zu den neutralen Lebensmitteln. Sie bilden also weder Basen noch Säuren. Baust du immer wieder verschiedene Öle in deinen Speiseplan ein, wirst du mit wichtigen Omega-Fettsäuren versorgt.

FLÜSSIGKEIT

Ausreichend Trinken lautet die Devise – mindestens drei Liter Wasser oder ungesüßte Kräutertees pro Tag. Die Flüssigkeit brauchen wir, um Nährstoffe an ihre Zielorte zu bringen, die Organe durchzuspülen und Säuren auszuschwemmen.

BIO-LEBENSMITTEL

Achte darauf, dass deine Lebensmittel aus biologischem Landbau kommen. Konventionell angebaute Nahrungsmittel sind voller Düngerückstände, die wiederum zu Säuren in unserem Körper führen. Je weniger belastet Lebensmittel sind, desto weniger belasten sie auch die Organe.

OBST

Obst hinterlässt wegen seines hohen Fruchtzuckeranteils zwar Säuren, liefert allerdings auch viele wichtige Vitamine, Mineral- und Ballaststoffe, weshalb es täglich auf dem Speiseplan stehen sollte.

DIE ZEIT DAZWISCHEN

Du wirst sehen, dass wir dir immer drei Mahlzeiten pro Tag vorschlagen. Das allein ist nichts Neues – die meisten Menschen nehmen Frühstück, Mittag- und Abendessen zu sich. Was aber viele nicht wissen: Es geht um die Zeit dazwischen. Denn in dieser wird der Stoffwechsel angefeuert.

Nirgendwo auf der Welt leben mehr alte Menschen als auf der japanischen Insel Okinawa. Die Inselbewohner haben neben gesundem Essen, ausreichend Bewegung, großer Spiritualität und einem friedvollen, fröhlichen und gemeinsamen Zusammenleben eines von Kindesbeinen an gelernt: sich nicht zu überessen. Und das scheint laut vielen Studien der Schlüssel des gesunden Alterns zu sein. Die Bewohner Okinawas nehmen immer drei Mahlzeiten am Tag ein – oft geschieht dies in Gesellschaft, denn auf dieser Insel muss niemand allein alt werden. Was sie aber nicht kennen, ist zwischendurch zu „snacken" – und auch das hält sie jung. Der hochinteressante ernährungsphysiologische Hintergrund ist: Jedes Mal, wenn wir etwas essen, steigt unser Blutzuckerspiegel, und die Bauchspeicheldrüse muss Insulin produzieren, um den Blutzucker wieder auf ein normales Niveau zu bringen. Täte sie das nicht, würde der Zucker im Blut bleiben und sich in Diabetes (Zuckerkrankheit) manifestieren. Nach der Einnahme einer normalen Mahlzeit braucht der Körper im Durchschnitt ca. zweieinhalb Stunden, um den Blutzucker wieder auf ein normales Level zu bringen. Erst danach setzt die Fettverbrennung ein, d.h. es wird Cholesterin abgebaut, die Triglyceride (Blutfette) gesenkt und gleichzeitig der Hormonhaushalt reguliert. Die Stresshormone Adrenalin und Cortisol werden vermindert, Melatonin (Schlafhormon) und Dopamin (Glückshormon) werden reguliert, HGH (Wachstumshormon) und DHEA (Vorstufe der Geschlechtshormone) werden stabilisiert.

Was wir damit sagen wollen, ist: Unser Organismus braucht zwischen den Mahlzeiten Zeit, um die Nahrung ordnungsgemäß verdauen und sämtliche Stoffwechselvorgänge regulieren zu können. Deshalb empfehlen wir mindestens fünf Stunden Pause zwischen den Mahlzeiten, damit sich die Systeme wieder einpendeln können. Damit diese Zeit gut eingehalten werden kann ist es notwendig, auf Lebensmittel zurückzugreifen, die lange satt machen und einen niedrigen glykämischen Index aufweisen. Der glykämische Index ist ein Maß zur Bestimmung der Wirkung eines kohlenhydrathaltigen Lebensmittels auf den Blutzuckerspiegel. Je niedriger der Wert, desto weniger Zucker gelangt ins Blut. Lebensmittel mit einem niedrigen Index sind z.B. Vollkornprodukte, Gemüse, Nüsse, Samen oder Hülsenfrüchte.

Der Genforscher Peter K. Joshi und sein Team haben herausgefunden, dass die Gene tatsächlich nur zu etwa 25 Prozent ausschlaggebend dafür sind, wie viel Lebenszeit uns vermutlich zusteht. Die restlichen 75 Prozent bestimmen Umwelteinflüsse, Ernährung und Lebenswandel. Somit spielt auch die fünfstündige Essenspause eine Rolle für unsere Zukunft. Die Bewohner Okinawas sind der beste Beweis dafür, dass dieses Verhalten einen enormen Einfluss auf unsere Gesundheit hat.

Wenn du es also schaffst, zwischen jeder Mahlzeit genügend Spielraum für die Verdauungsarbeit zu lassen, wirst du schon nach kurzer Zeit merken, dass sich etwas verändert. Dein Stoffwechsel kommt in einen sehr guten Rhythmus, kann dadurch effizienter arbeiten und dir mehr Energie zur Verfügung stellen. Denn eines ist klar: mehr Energie bedeutet mehr Lebenskraft. Mehr Lebenskraft bedeutet mehr Lebensfreude. Und mehr Lebensfreude bedeutet mehr Glück.

DIE CHRONOBIOLOGIE

Da wir gerade von Rhythmen geredet haben: Die Chronobiologie beschäftigt sich mit genau diesem Thema – zeitliche Gesetzmäßigkeiten im Ablauf von Lebensvorgängen. 2017 erhielten die drei US-amerikanischen Forscher Jeffrey Hall, Michael Rosbash und Michael Young den Medizin-Nobelpreis für ihre Studien zur Entschlüsselung der inneren Uhr, die ganz entscheidende Vorgänge in unserem Körper steuert. Menschen, Tiere und Pflanzen sind dem 24-stündigen Rhythmus von Tag und Nacht unterworfen, der durch die Rotation der Erdkugel bedingt ist. Die meisten lebenden Organismen passen sich mithilfe der sogenannten zirkadianen Uhr an die Schwankungen des Tages an. Verhalten, Hormonproduktion, Schlaf, Körpertemperatur, Verdauung, Stoffwechsel, Aufmerksamkeit – all das wird vom Tag-Nacht-Rhythmus bestimmt. So werden etwa im Schlaf bei Mensch und Tier viele Funktionen nicht mehr auf Höchstniveau gehalten. Dasselbe gilt auch für die Photosynthese bei Pflanzen.

Ganz besonders die Verdauungsorgane sowie Leber, Niere und Galle sind an die Schwankungen von Tag und Nacht angepasst. Geht die Sonne auf, wacht auch die Verdauung auf, und sobald es dunkel wird, wird sie wieder müde. Die logische Schlussfolgerung daraus ist, dass wir uns im Dunkeln nicht mehr mit schwerer Verdauungsarbeit beschäftigen sollten. Das ist ein Grund, weshalb deftige Nachtmahle für einen weniger erholsamen Schlaf sorgen – die Verdauungsorgane sind schon im Nachtmodus. Da es in unserer industrialisierten Welt den meisten wahrscheinlich nicht möglich ist, den Tag nach dem Sonnenstand auszurichten, sollte man darauf achten, nach 20 Uhr nicht mehr zu Abend zu essen. Dann hat man noch genug Zeit, um vor dem Schlafengehen alles zu verdauen.

DAS MIKROBIOM

Eine weitere große Rolle für die Erhaltung unserer Gesundheit spielt das Mikrobiom. Dieses bezeichnet im weiteren Sinne die Gesamtheit aller den Menschen oder andere Lebewesen besiedelnden Mikroorganismen. Ein erwachsener Mensch wird im Durchschnitt von 100 Billionen Bakterien besiedelt, die sich zum Großteil im Gastrointestinaltrakt befinden. Diese Horde an Mitbewohnern, die wir in und auf unserem Körper tragen, spielt eine wesentliche Rolle in unserer „WG". Die Bakterien sind an einer Vielzahl von Stoffwechselvorgängen beteiligt, sorgen für die Bildung verschiedener lebenswichtiger Vitamine und Fettsäuren, regulieren unser Immunsystem, steuern die Verdauungsvorgänge und stellen Energie bereit. Man geht sogar so weit, dass unsere Psyche und dadurch unser Befinden, genauso wie unsere Gemütslage, stark von den Darmbakterien beeinflusst wird.

Alles in unserem Umfeld – was wir tun, was wir essen, ob wir auf dem Land oder in der Stadt leben, mit welchen Menschen wir uns umgeben, in welchen Räumen wir uns aufhalten – hat einen maßgeblichen Einfluss auf unser Mikrobiom. Galt diese Behauptung früher als eine reine Mutmaßung, sind sich Wissenschaftler heute einig, dass die Ernährung inzwischen ein wesentlicher Schlüssel zum Mikrobiom und dadurch auch zur Gesundheit ist. Die von den meisten Experten mittlerweile akzeptierte Theorie lautet: Sind nicht genug Darmbakterien vorhanden (oder zu viele von den falschen), fehlt eine wichtige Kontrollinstanz für das Immunsystem. Dieses geht dann mitunter auch auf den eigenen Körper los: Es überreagiert, wenn es mit Pollen oder Milch in Kontakt kommt oder beginnt einen Krieg, wenn das Weizeneiweiß Gluten den Körper betritt – Autoimmunerkrankungen, Allergien, Übergewicht und Asthma können die Folge sein. Früher ging man noch davon aus, dass die Darmbakterien-Besiedelung eines Menschen so schicksalhaft ist wie seine Gene – und demnach auch genauso unveränderbar. Dass dies eine Fehleinschätzung war, haben inzwischen viele Untersuchungen gezeigt: Es dauert gerade einmal einen Tag, bis sich die Darmbevölkerung an eine neue Ernährungsweise angepasst hat. Das eröffnet vollkommen neue Therapieansätze: heilen durch Essen, gesund bleiben durch Essen, sich besser fühlen – alles aufgrund der richtigen Nahrung für die Wohngemeinschaft im Bauch.

Um zu untersuchen, wie sich unsere Nahrung auf unsere Darmbakterien auswirkt, rekrutierten Peter Turnbaugh und seine Kollegen von der Harvard-Universität in Boston Freiwillige, darunter auch Vegetarier, die angehalten wurden, ihre Ernährung für fünf Tage von ihrer normalen Kost auf entweder eine stark pflanzenbasierte (mit Obst, Gemüse und Getreide) oder eine tierbasierte (mit Eiern, Milchprodukten und Fleisch) Ernährung umzustellen. Täglich wurde aus Stuhlproben der Teilnehmer mikrobielle RNA (Ribonukleinsäure) sequenziert, um die Zusammensetzung der Darmflora zu bestimmen. Innerhalb von 24 Stunden waren bereits dramatische Veränderungen in der Häufigkeit bestimmter Mikroben zu erkennen. So stieg zum Beispiel unter einer tierbasierten Kost die Zahl des Bakteriums *Bilophila wadsworthia* an, das Gallensäuren verstoffwechselt. Eine Häufung dieses Bakterientyps wird mit chronisch entzündlichen Darmerkrankungen in Verbindung gebracht. Der Wechsel zu einer pflanzlichen Kost hingegen ließ die Zahl derjenigen Bakterien nach oben schnellen, welche die Fettsäure Butyrat produzieren. Butyrat wiederum ist für die Hemmung von Entzündungen verantwortlich. Eine Ernährungsform, an die sich die Bakterien über Millionen von Jahren gemeinsamer Evolution mit dem Menschen gewöhnt haben, scheint also diejenige zu sein, bei der sie ihre Bestleistung abrufen können. Auf dem Speiseplan stehen sollten also besonders Gemüse, Samen, Früchte, Nüsse, unverarbeitetes Getreide und nur hin und wieder tierische Produkte.

DER MORALAPOSTEL – ODER DOCH NICHT?

Egal ob Frutarier, Vegetarier, Veganer, Paleo-Anhänger, Friss-die-Hälfte-Verfechter, Keto-Diäter oder Allesfresser: Tierische Produkte sind ein Thema, das uns alle etwas angeht. Wir sollten lernen, darauf zu achten, woher unser Essen kommt, wie es gehalten wurde und ob wir dies mit unserem Gewissen vereinbaren können. Viele von uns verdrücken genüsslich ein antibiotikaverseuchtes Grillhähnchen aus Massentierhaltung für 1,20 €, das sein Leben lang in den eigenen Exkrementen verbracht hat und, bevor es auf dem Grill gelandet ist, noch mit Wasser aufgespritzt und Marinade restauriert wurde – Hauptsache, es schmeckt!

Antibiotika sind eine der revolutionärsten Erfindungen unserer Zeit. Durch sie können bakterielle Erkrankungen hervorragend eingedämmt werden. Dennoch darf man nicht leichtfertig damit umgehen: Nehmen wir Antibiotika mit der Nahrung auf, weil wir Produkte essen, die damit vorbeugend behandelt wurden, so werden unsere Bakterien mit der Zeit immer resistenter gegen diese Medizin. Irgendwann kann auch das Antibiotikum nichts mehr gegen bestimmte Krankheitserreger ausrichten. Zudem schädigen Antibiotika die Schleimhäute, d.h. unsere Magenschleimhaut wird bei jeder Antibiotikagabe in Mitleidenschaft gezogen und braucht lange, um sich wieder zu regenerieren – denn Antibiotika können bis zu sieben Jahre in unserem System bleiben. Deshalb ist es wichtig, dass wir einen sorgfältigen Umgang mit diesen Medikamenten im Speziellen und mit Medikamenten im Allgemeinen lernen.

Der gesunde Menschenverstand lässt uns ahnen, dass das Vollstopfen von Tieren mit Medikamenten sowie der falsche und brutale Umgang mit Tieren in unserer „hochentwickelten" Welt absolut keinen Platz finden darf! Mahatma Gandhi hat einmal gesagt: „Die Größe und den Fortschritt einer Nation kann man daran messen, wie sie ihre Tiere behandelt."

Es gibt drei wichtige Gemeinsamkeiten der verschiedenen Formen der Massentierhaltung:

- Die Tiere werden den unterschiedlichen Haltungsformen meist gewaltsam

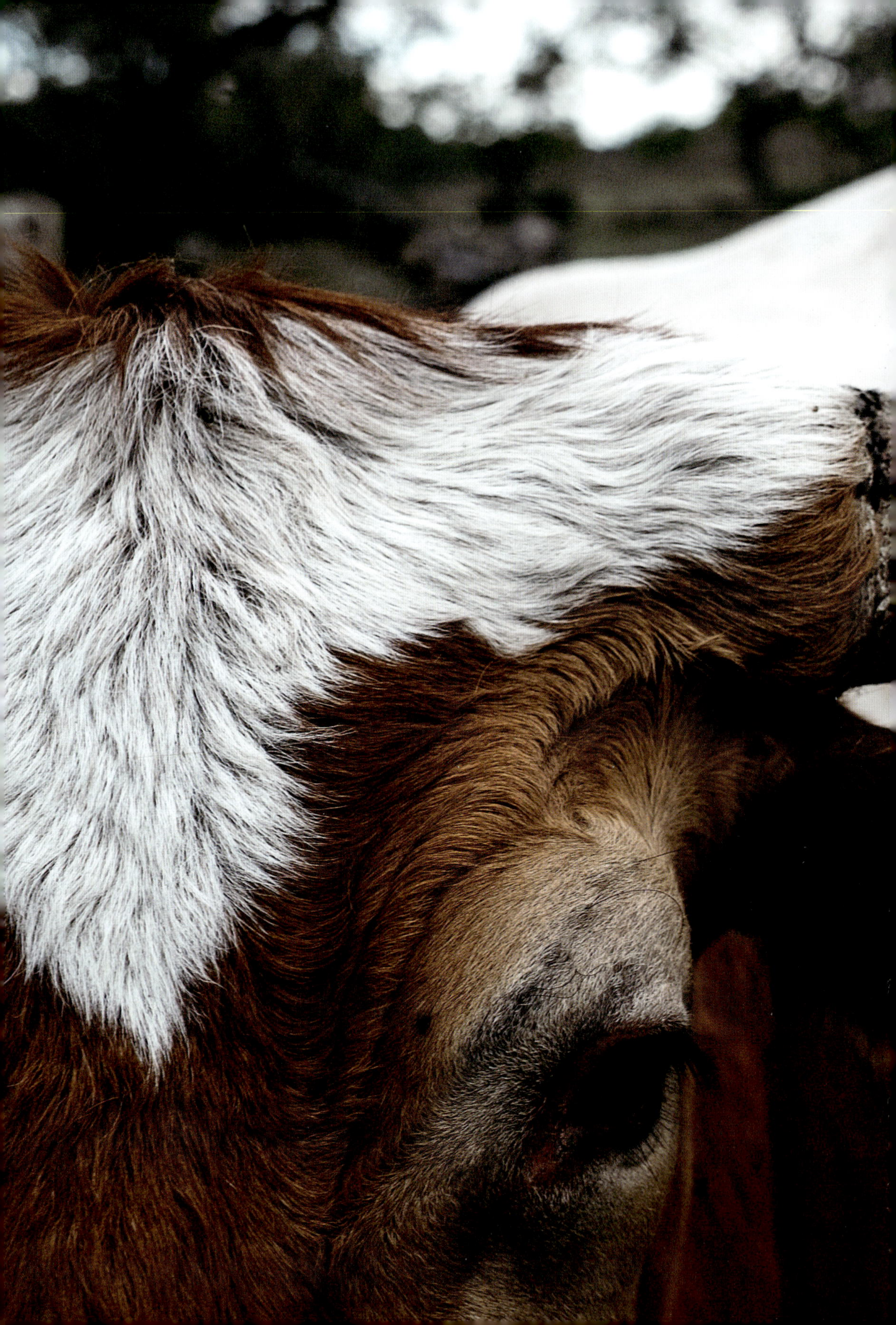

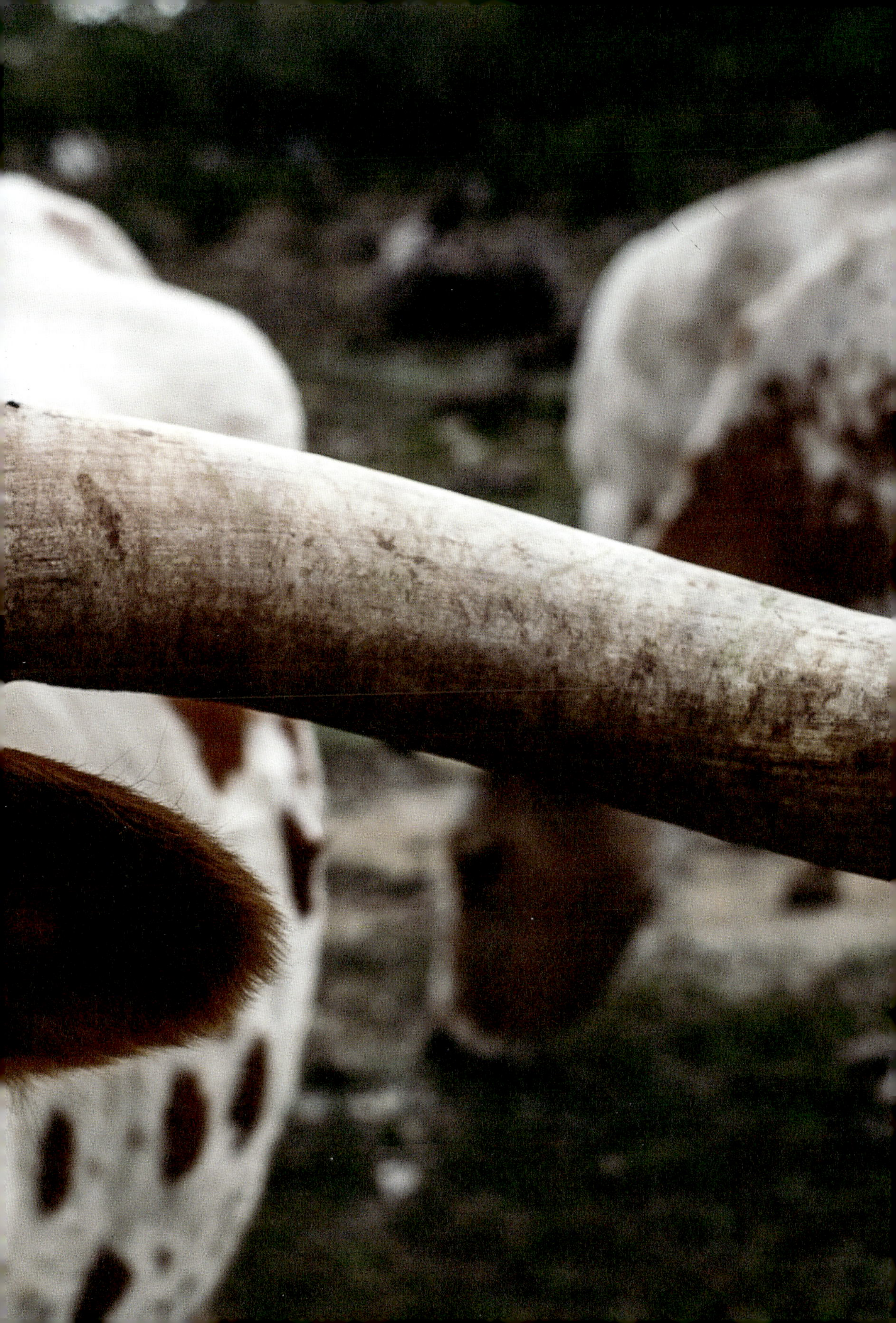

angepasst: Hörner, Ringelschwänze, Schnäbel und z.T. auch Zähne werden ohne Betäubung gekürzt oder abgetrennt. Einzige Ausnahme ist die Hühnermast: Hier werden die Tiere jedoch noch ganz jung geschlachtet.

- Die wesentlichen Grundbedürfnisse der Tiere werden ignoriert und ihre Bewegungsfreiheit stark eingeschränkt.
- Um die Tiere trotz unpassender Haltung leistungsfähig zu erhalten, ist eine häufige routinemäßige Gabe von Antibiotika unvermeidlich geworden.

Wer damit kein Problem hat, der kann wie gewohnt weitermachen. Wer aber denkt, dass hier Handlungsbedarf besteht, kann selbst ganz leicht ganz viel verändern. Wie? Indem man einfach nicht mehr jeden Tag Fleisch, Wurst, Eier, Milch oder Käse zu sich nimmt, von denen das Kilo für ein paar Cent erhältlich ist. Am besten man beschränkt den Verzehr dieser Lebensmittel auf ein bis zwei Mal pro Woche und achtet dann darauf, dass die Produkte von glücklichen Tieren stammen – im Idealfall vom Bauern aus der Umgebung, damit man das schöne Leben, das sie genießen durften, gleich mit eigenen Augen sehen kann.

Ebenso verhält es sich mit der Pflanzenwelt. Pflanzen, die von Wuchsbeginn an mit Pestiziden behandelt werden, verändern ihr eigenes Immunsystem. Das ist ganz logisch: Bekommt man ständig von außen Abwehrmechanismen zur Verfügung gestellt, muss das System von innen irgendwann nicht mehr aktiv sein. Als Folge schränken viele wichtige sekundäre Pflanzenstoffe, die sowohl die Pflanze selbst als auch wir Menschen dringend für die verschiedensten Stoffwechselvorgänge benötigen, ihre Funktion ein. Die Pflanze kann irgendwann ohne Pestizide nicht mehr überleben, weil ihre eigenen Abwehrmechanismen verarmt sind. Ein weiterer unerfreulicher Punkt ist, dass wir alle diese Pestizide über die Nahrung aufnehmen. Dort hinterlassen sie ihre Spuren und sind maßgeblich an der Entstehung verschiedenster chronischer Erkrankungen beteiligt: Asthma, Diabetes, Autismus, Entwicklungsstörungen, degenerative Erkrankungen, Alzheimer, Parkinson, Fortpflanzungsstörungen – bis hin zu Krebs. Wir dürfen also nicht so tun, als ginge uns das alles nichts an. Deshalb folgt jetzt eine Minute Denkpause ... 1, 2, 3, 4, 5, 6, 7, 8, 9, 10, 11, 12, 13, 14, 15, 16, 17, 18, 19, 20, 21, 22, 23, 24, 25, 26, 27, 28, 29, 30, 31, 32, 33, 34, 35, 36, 37, 38, 39, 40, 41, 42, 43, 44, 45, 46, 47, 48, 49, 50, 51, 52, 53, 54, 55, 56, 57, 58, 59, 60.

CHEMISCHE SUPPLEMENTIERUNG

Hat man früher Nahrungsergänzungsmittel nur in der Apotheke bekommen, sind sie heute mittlerweile in jedem Supermarkt erhältlich. Kaum jemand hat nicht ein paar Vitamin-Kapseln oder Mineralstoffpräparate zuhause herumstehen. Sind wir nicht mehr in der Lage unseren Nährstoffbedarf auf natürliche Art und Weise zu decken? Jein ...

Zuerst einmal muss man einen ganz wichtigen Punkt bedenken: Zwischen den unterschiedlichen Formen der Nahrungsergänzungsmittel liegen Welten. Es gibt natürliche Nahrungsergänzungsmittel, die z.B. aus Pflanzenpulver, Fruchtextrakt oder Fruchtsaftkonzentrat hergestellt werden. Hier kann man sich sicher sein, dass diese Präparate aus natürlichen Lebensmitteln stammen. Synthetisch, also im Labor hergestellte Nahrungsergänzungsmittel haben hingegen mit gesunden Vitalstoffen nichts zu tun, ganz im Gegenteil – die künstlichen Substanzen können unserer Gesundheit sogar schaden.

Unser Organismus ist ein höchst intelligentes System und kann natürliches Vitamin E von künstlichem Vitamin E ohne Probleme unterscheiden, obwohl die beiden auf den ersten Blick identisch aussehen. Du kannst dir das folgendermaßen vorstellen: Strecke beide Hände gerade vor dir aus. Du siehst zwei spiegelverkehrte, aber eigentlich gleiche Gliedmaßen. Zwei Handgelenke, zwei Handflächen, jeweils fünf Finger und Fingernägel. Lässt man die Hände zueinander schauen, sind jeweils die gegenüberliegenden Finger genau gleich lang. Man erkennt also sofort, dass diese beiden Hände zu dir gehören, denn jede andere Hand wäre nicht passend. Und trotzdem: Macht man von der rechten Hand einen Gipsabdruck, so passt die linke niemals hinein – obwohl sie eigentlich gleich aufgebaut ist. Und so ist es auch mit natürlichen und synthetischen Stoffen. Unsere Enzyme und Rezeptoren im Körper sind wie ein Gipsabdruck, in den nur die rechte Hand – also im übertragenen Sinne nur der natürliche Stoff – perfekt hineinpasst. Außerdem ist jedes Lebensmittel eine Kombination aus den unterschiedlichsten Nährstoffen. Und diese Nährstoffe stehen immer in einem perfekten Verhältnis zueinander. Vitamin E braucht z.B. seinen Partner Vitamin C, um einwandfrei zu funktionieren. In vielen naturbelassenen Lebensmitteln sind deshalb praktischerweise beide Vitamine enthalten. Nimmt man also ein künstliches Vitamin-E-Präparat zu sich, kann es seine Wirkung gar nicht richtig entfalten, weil Vitamin C fehlt.

Etwas, das wir nie vergessen dürfen, ist unser Lebensstil. Gehörst du zu denjenigen, die auf eine ausgewogene Ernährung achten, die täglich in der Lage sind, Bewegung in den Alltag zu integrieren, die nicht immer unter Dauerstress stehen und auch Zeit für Dinge haben, die Spaß machen? Gratuliere – du machst alles richtig! Nicht selten ist es jedoch so, dass Zeit heutzutage Mangelware geworden ist und die meisten von uns chronischem Stress ausgesetzt sind. Dieser Stress hinterlässt große Mengen an Säuren in unserem System, und wenn wir dann nicht ausreichend Mineralstoffe und Vitamine zu uns nehmen, verlangen wir Hochleistung von unserem Körper. Deshalb kann es in diesem Fall empfehlenswert sein, zusätzlich zu einer ausgewogenen Ernährung auf natürliche Nahrungsergänzungsmittel zurückzugreifen. Worauf sollte beim Kauf von Nahrungsergänzungsmitteln geachtet werden?

- Nur zu natürlichen Nahrungsergänzungsmitteln greifen.
- Präparate ohne Zusatzstoffe kaufen.
- Von einem Experten beraten lassen.
- Bei Unklarheiten nachfragen.

FAZIT: Am besten man achtet darauf, sich ausschließlich von natürlichen, biologischen Lebensmitteln zu ernähren – farbenfroh und in allen möglichen Variationen. Wer sich nach dem Motto „eat the rainbow" mit viel Gemüse, Obst, Samen, Hülsenfrüchten und Vollkornprodukten ernährt, der ist schon auf dem richtigen Weg.

Hast du dennoch manchmal Phasen, in denen du merkst, dass ein bisschen Unterstützung nicht schaden könnte, dann lass dich von Experten beraten. Das Wichtigste ist, Folgendes zu beachten: Die Natur hat jedes einzelne noch so kleine Zusammenspiel der verschiedensten Stoffe in unserem Körper mit Akribie bedacht. Selbst die neueste Technik ist nicht in der Lage, diese Genauigkeit nachzuahmen. Deshalb sollten wir immer auf die Intelligenz der Natur vertrauen.

WISSENSCHAFTLICHE BEWEISE

Weil der Mensch meist Zahlen und Fakten schwarz auf weiß benötigt, um Dinge glauben und verstehen zu können, wollen wir ein paar Beispiele von wissenschaftlichen Studien nennen, die die Vorteile der basischen Ernährung belegen.

Artikel in Alternativ Therapies *von Kardiologe Dr.med. Robert Lerman (2007):*
ÜBERSÄUERUNG FÜHRT ZU CHRONISCHER ERKRANKUNG
Der Artikel erklärt ausführlich, wie eine ernährungsbedingte Übersäuerung zu einer Störung des Säure-Basen-Haushalts in verschiedenen Körperbereichen führt und schließlich in chronischer Krankheit mündet, da der Organismus stets seine basischen Reserven plündern muss, um die permanente Säureflut neutralisieren zu können. Es wird zu einer Entsäuerung mit einer gemüsereichen Ernährung und einer basischen Nahrungsergänzung wie z.B. Kaliumcitrat geraten, um den Körper mit basischen Reserven zu unterstützen.

Forschungsinstitut für Kinderernährung in Dortmund von Dr. oec. troph. Ute Alexy und Prof. Dr. Thomas Remer (2007) – DONALD-Studie:
ÜBERSÄUERUNG SCHADET KNOCHENSTABILITÄT VON KINDERN UND JUGENDLICHEN
Das Forscherteam konnte herausfinden, dass die Ernährung über die Aufnahme von Mineralstoffen und Proteinen einen Einfluss auf den Säure-Basen-Haushalt hat. Bei hoher nutritiver Säurebelastung hat neben der Lunge und der Niere auch das Skelett eine Bedeutung für die Regulation des Säure-Basen-Haushalts, da Mineralstoffe aus dem Knochen als zusätzliche Puffer wirken. Fazit: Offensichtlich lassen sich potenzielle negative – durch eine erhöhte Säurelast bedingte – Proteineffekte auf den Knochen durch eine ausreichende Zufuhr basenbildender Nährstoffe bzw. Lebensmittel, vor allem Obst und Gemüse, maßgeblich kompensieren. Die Ergebnisse

der DONALD-Studie liefern somit ein weiteres Argument für einen reichlichen Verzehr dieser Lebensmittel auch bei Kindern und Jugendlichen.

Studie vom Hospital General Juan Cardona (la Coruña/Galizien) in Clinical Nutrition *(2011):*
ERNÄHRUNGSBEDINGTE ÜBERSÄUERUNG
Die moderne westliche Ernährung enthält zu wenig Früchte und Gemüse und stattdessen viel zu viele tierische Produkte. Diese ungünstige Kombination kann zu einer übermäßigen Anhäufung von nicht-verstoffwechselbaren Anionen (negativ geladene Teilchen) und einer dauerhaften, aber leider häufig übersehenen Azidose führen. Diese kann sich im Laufe des Lebens immer weiter verstärken, da mit zunehmendem Alter die Nierenfunktionen schwächer werden und dadurch immer weniger der anfallenden Säuren ausgeleitet werden können. Eine hohe ernährungsbedingte Übersäuerung könne, so die Forscher, zu Diabetes, Bluthochdruck und Herz-Kreislauf-Erkrankungen führen.

Dr. Gerry K. Schwalfenberg, Studie (2012):
THE ALKALINE DIET: IS THERE EVIDENCE THAT AN ALKALINE PH-DIET BENEFITS HEALTH?
Schwalfenberg stellte nach Durchsicht der zu jener Zeit vorliegenden Daten fest, dass eine basische Ernährung in jedem Fall die folgenden gesundheitlichen Vorteile mit sich bringt:

- Ein bei der basischen Ernährung üblicher verstärkter Verzehr von Früchten und Gemüse verbessert das Kalium-/Natriumverhältnis und kann auf diese Weise der Knochengesundheit nützen, Muskelverschleiß reduzieren und andere chronische Krankheiten wie z.B. Bluthochdruck und das Schlaganfallrisiko mindern.
- Die Zunahme des Wachstumshormonspiegels unter basischer Ernährung verbessert die Gesundheit vieler Körperbereiche – angefangen bei der Herz-Kreislauf-Gesundheit bis hin zum Erinnerungsvermögen und den kognitiven Fähigkeiten.
- Der Magnesiumspiegel in der Zelle steigt im Laufe einer basischen Ernährung, was die Funktionen vieler Enzymsysteme im Körper verbessert. Da Magnesium ferner zur Aktivierung von Vitamin D erforderlich ist, bessern sich durch die optimierte Magnesiumversorgung auch sämtliche Parameter, die mit einer entsprechenden Vitamin-D-Versorgung im Zusammenhang stehen.
- Selbst manche Chemotherapeutika wirken besser, wenn man basisch isst, da sie am besten in einem basischen Milieu agieren.

Schwalfenberg schlussfolgerte sodann, dass es sehr vernünftig und vorausschauend sei, eine basische Ernährung in Betracht zu ziehen, da man mit ihr das Risiko für chronische Krankheiten und der dadurch bedingten frühen Sterblichkeit reduzieren könne.

Diese Studien findet man in der medizinischen Literatur mittlerweile zuhauf (bis vor 20 Jahren war dieses Thema noch gar nicht auf dem Radar der Forscher) und alle deuten darauf hin, dass sich viele Zivilisationskrankheiten durch eine überwiegend basische Ernährung vermeiden lassen.

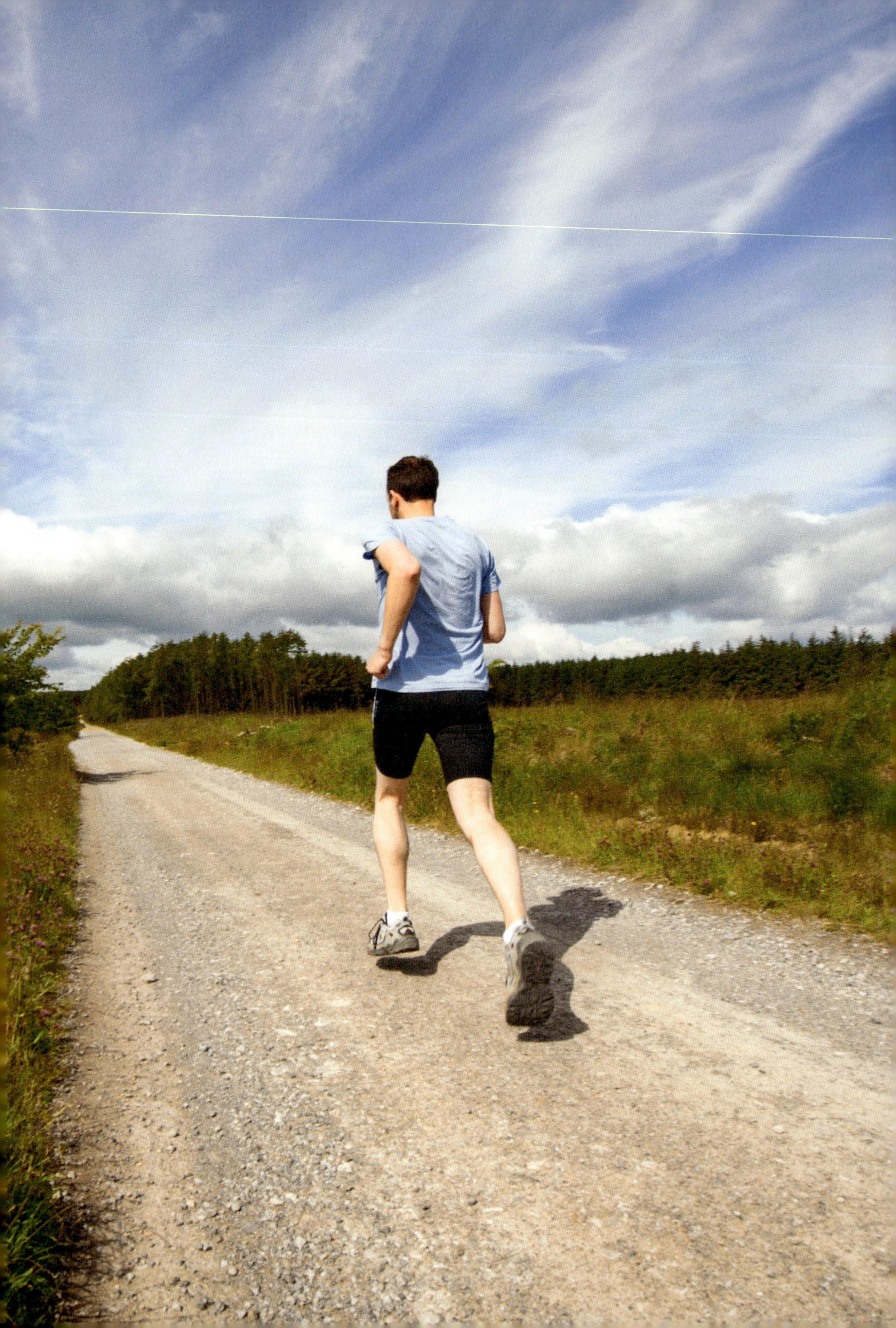

BEWEGUNG

Das Folgende ist für niemanden neu, jeder kennt die Thematik und trotzdem manifestiert sich in der westlichen Welt heutzutage ein großes gesellschaftliches Problem immer deutlicher: Wir sitzen zu viel und bewegen uns zu wenig!

ZUM LAUFEN GEBOREN

Wir bewegen uns heute um zwei Drittel weniger als noch vor 100 Jahren. Dabei ist der Mensch zum Laufen geboren. Für unsere Vorfahren war es (über-)lebenswichtig, gut zu Fuß zu sein, und das in doppelter Hinsicht: Sie mussten sich vor Feinden und angreifenden Tieren in Sicherheit bringen. Auch die Jagd war nur dann erfolgreich, wenn die Jäger schnell und beweglich waren. Überleben war also eine Frage der „Sportlichkeit". Dass der moderne Mensch dieses evolutionäre Erbe verspielt, liegt daran, dass die natürlichen Feinde weggefallen sind und sich die Jagd auf den Gang in den Supermarkt beschränkt. Wobei sogar das mittlerweile nicht mehr notwendig ist, weil wir uns mit einem Mausklick auch vor dieser „Anstrengung" drücken können.

Zumindest in der westlichen Welt muss der überwiegende Teil der Bevölkerung heute auch nicht mehr körperlich schwer arbeiten, sondern übt seinen Job im Sitzen aus. Wer dann keinen Ausgleich im Sport sucht oder sich wenigstens regelmäßig bewegt, etwa spazieren geht, wird eher früher als später ein Problem haben. Denn der menschliche Körper muss bewegt werden, sonst baut er ab. Außerdem werden wir anfälliger für Krankheiten und erholen uns schlechter von Belastungen.

Doch wie wirkt Bewegung auf den Körper und warum müssen wir uns überhaupt bewegen? Körperliche Aktivität ist für das normale Funktionieren des Organismus und den Erhalt der Leistungsfähigkeit lebensnotwendig. Der Organismus ist ein Meister der Anpassung – an den Umfang und die Art der körperlichen Aktivität eines jeden Menschen. Je nachdem, wie der Körper beansprucht wird, nimmt die Leistungsfähigkeit zu oder ab bzw. bleibt gleich. Unsere Körpersysteme können jedoch nur dann richtig funktionieren, wenn sie ausreichend beansprucht werden. Werden die Organsysteme nicht genügend stimuliert, bauen sie die Aktivität ihrer Funktion ab – unser Körper wird automatisch anfälliger für Störungen oder Erkrankungen.

Die Aufgabe des Bewegungsapparates ist es, sich aktiv mit der Umwelt auseinanderzusetzen und in der Lage zu sein, sich fortzubewegen. Dadurch werden uns nicht nur Körperhaltung und Gestalt verliehen, sondern auch unsere Organe geschützt und der Stoffwechsel in Schwung gehalten. Der Bewegungsapparat besteht aus Muskeln, Sehnen, Bändern, Knochen und Gelenken. Ein genau aufeinander abgestimmtes Zusammenspiel dieser Bestandteile ermöglicht es uns, höchstkomplexe Bewegungen auszuführen. Muskeln passen sich wegen ihrer besseren Durchblutung rascher an Belastungen an als Sehnen, Bänder, Knochen oder Gelenkknorpel. Eine kräftige Muskulatur erfüllt eine Stützfunktion für den Bewegungsapparat, besonders für die Knie, Schultergelenke und Wirbelsäule. Regelmäßige Belastungsreize erhöhen die Knochendichte und die Belastbarkeit der Gelenke.

GESUNDHEITLICHE EFFEKTE

Die folgende Tabelle zeigt deutlich, was mit uns passiert, wenn wir uns regelmäßig bewegen:

Einfluss von Bewegung auf	Moderate Bewegung	Bewegungsmangel
Energieumsatz	steigt	sinkt
Körpergewicht (bei gleichbleibender Kalorienzufuhr)	nimmt ab	nimmt zu
Herz-Kreislauf-System	wird leistungsfähiger	verbessert sich
Ausdauer	verbessert sich	verschlechtert sich
Blutdruck	sinkt	steigt
Fettstoffwechsel	verbessert sich	verschlechtert sich
Gesamtcholesterin	sinkt	steigt
LDL-Cholesterin	sinkt	steigt
HDL-Cholesterin	steigt	sinkt
Triglyceride	sinken	steigen
Zuckerstoffwechsel	verbessert sich	verschlechtert sich
Insulinspiegel	sinkt	sinkt nicht
Blutzuckerspiegel	sinkt	sinkt nicht
Verdauungssystem	verbessert sich	verbessert sich nicht
Bewegungsapparat	wird robuster	wird schwächer
Muskelkraft	wird stärker	wird schwächer
Knochendichte	nimmt zu	nimmt ab
Stützfunktion, Stabilität	verbessert sich	verschlechtert sich
Beweglichkeit, Belastbarkeit der Gelenke	nimmt zu	nimmt ab
Immunabwehr	verbessert sich	verschlechtert sich
Gehirnfunktionen	verbessern sich	verschlechtern sich
Gehirndurchblutung	verbessert sich	verschlechtert sich
Neubildung von Nervenzellen	wird gefördert	wird nicht gefördert
Psyche	antidepressive Wirkung	keine antidepressive Wirkung

Der menschliche Körper besteht aus insgesamt 656 einzelnen Muskeln, die ungefähr 40 Prozent des Körpergewichts ausmachen. (Bei Männern etwas mehr, bei Frauen etwas weniger.) Ein Muskel besteht aus vielen Muskelzellen, die sich aktiv zusammenziehen oder passiv auseinanderdehnen lassen. Wie genau die Bewegung auf die Muskulatur wirkt, hängt von der Art und Häufigkeit der Belastung ab. Wir unterscheiden zwischen Ausdauer- und Kraftsport: Körperliche Aktivität mit geringer Kraftbelastung und längerer Dauer, wie z.B. Laufen oder Radfahren, sorgt dafür, dass das Herz-Kreislauf-System angekurbelt und dadurch die Ausdauer verbessert wird. Bewegung mit hoher Kraftbelastung und kurzer Dauer löst hingegen ein Wachstum der Muskeln aus und erhöht dadurch die Kraftleistung.

Die gesundheitlichen Effekte von Bewegung (siehe Tabelle links) sind wissenschaftlich bewiesen – u.a. von Roland Seiler und Daniel Birrer oder Dr. med. Detlef Grunert – und zeigen deutlich, dass sich Sport bzw. Bewegung auf alle Lebensbereiche positiv auswirkt. Wir sollen uns also nicht bewegen, um irgendwann wie Arnold Schwarzenegger, Usain Bolt oder Serena Williams herumzulaufen, sondern wir brauchen Bewegung, um all unsere Lebensfunktionen optimal nutzen zu können. Es geht dabei nicht um Hochleistungssport – es geht um moderate Bewegung. Wenn wir uns bewegen, erhöht sich der Energieumsatz, der wiederum einen zentralen Einfluss auf die Gesundheit und die Fitness des gesamten Körpers hat, weil er die meisten bekannten Risikofaktoren beeinflusst: u.a. den Körperfettanteil, die Knochendichte, die Insulinempfindlichkeit, die Blutfette, das Immunsystem und den Blutdruck. Etwa ab dem 35. Lebensjahr beginnt die Leistungsfähigkeit des Körpers aufgrund langsamer, natürlicher Alterungsprozesse abzunehmen. Das Risiko für gesundheitliche Beeinträchtigungen steigt also mit zunehmendem Alter. Körperliche Inaktivität fördert genau diese Abbauprozesse. Aber kein Grund zur Panik – solange man nicht aufhört sich zu bewegen. Und zwar regelmäßig, ein Leben lang.

Viele von uns sind in einem Fitness-Center angemeldet und machen drei Mal im Monat in der Schaufensterauslage ein paar Übungen, um das schlechte Gewissen zu beruhigen. Als Schuldige wird die Zeit ausgemacht: „Heute schaffe ich es leider nicht." – „Mir ist etwas dazwischengekommen." – „Morgen gehe ich auf jeden Fall." – „Bin heute zum Abendessen eingeladen." – „Morgens kann ich mich nicht aufraffen." Wir alle kennen diese Ausreden und immer geht es dabei um die Zeit. Wenn die Zeit also schuld an diesem Dilemma ist, dann müssen wir dafür sorgen, diese Zeit irgendwo zu gewinnen.

Der Durchschnittsmensch verbringt in seinem Leben ungefähr ein Jahr auf der Toilette. Das hört sich zwar lang an, allerdings wäre es nicht so klug, von dieser Zeit etwas wegzunehmen. Ungefähr 24 Jahre unseres Lebens verbringen wir im Bett. Diese Zeit ist lebensnotwendige Regenerationszeit. Auch diese sollten wir im wahrsten Sinne des Wortes „in Ruhe lassen".

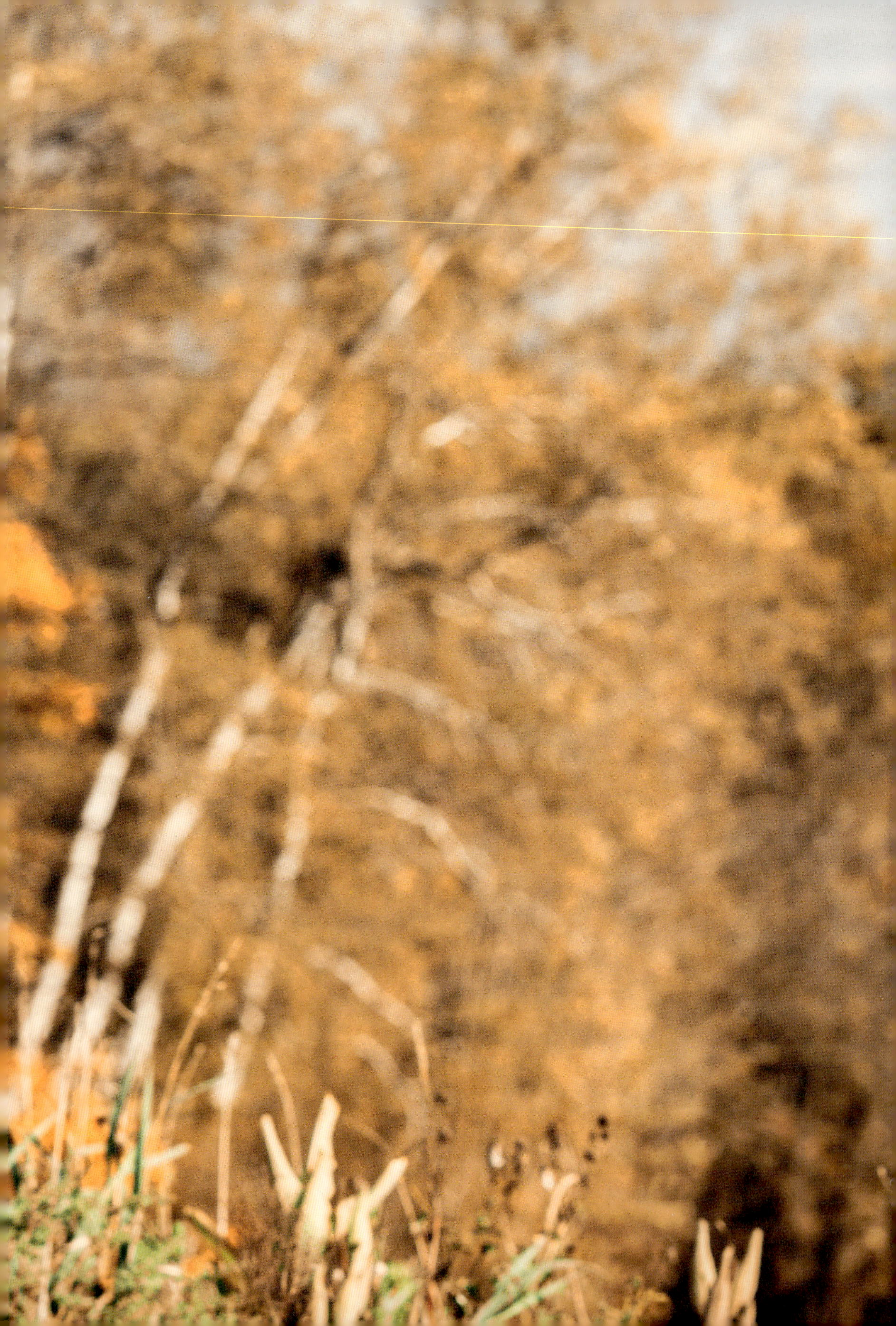

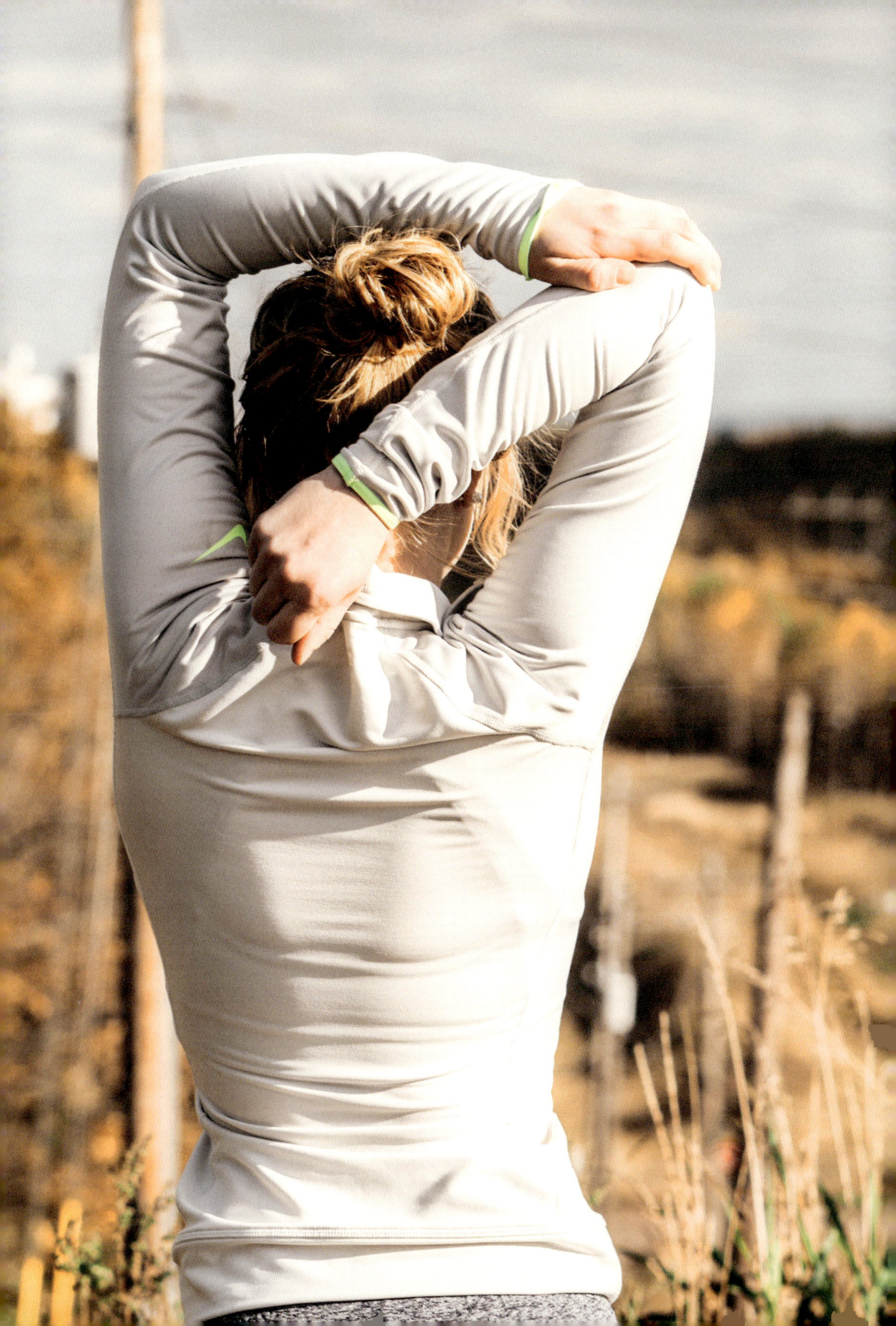

Zwölf Jahre verbringen wir im Laufe unseres Lebens vor dem Fernseher – Computer und Smartphone noch gar nicht eingerechnet. Zwölf Jahre! Im Gegensatz zur Flimmerkiste verbringen wir meist nur ein Jahr mit Sport. Verrückt, oder? Wer eins und eins zusammenzählen kann, der weiß, wo wir etwas Zeit gewinnen könnten ... Reserviert man also nur 30 Minuten Zeit am Tag für Bewegung, so kommt man auf fast zwei Jahre Sport in seinem Leben. Wir würden also „nur" noch zehn Jahre vor der Glotze, aber immerhin drei Jahre auf den Füßen verbringen. Allein das wäre schon ein großer Gewinn. Es ist also unerlässlich, dass wir wieder mehr Freude an der Bewegung finden. Am besten machen wir diese Bewegung an der frischen Luft – dann ist es nämlich noch gesünder und macht noch mehr Spaß!

ES GEHT VIEL MEHR, WENN MAN VIEL MEHR GEHT

Schaut man sich die Statistiken an, so hat sich in den vergangenen Jahren einiges getan. Wobei man eigentlich sagen müsste: Es hat sich in den vergangenen Jahren einiges nicht mehr getan. Forscher der Universität Stanford (USA) haben 2017 über drei Monate hinweg die Schrittzählerdaten von 720.000 Menschen aus 111 Ländern untersucht und die Bewegungsdaten analysiert. Laut Weltgesundheitsorganisation (WHO) sollten Erwachsene, um einen gesunden Lebensstil aufrechtzuerhalten, täglich 10.000 Schritte gehen. Die Wissenschaftler aus Stanford zeigten auf, dass die Realität deutlich anders aussieht: Wirft man einen Blick auf Europa, so sind hier die Ukrainer hervorzuheben, die mit 6.107 Schritten pro Tag die einzigen Bewohner des Kontinents sind, welche die 6.000er-Grenze überschreiten. Die Schweiz mit 5.512, Österreich mit 5.351 und Deutschland mit 5.205 Schritten pro Tag liegen ungefähr auf dem gleichen Niveau wie die meisten anderen europäischen Länder. Mit durchschnittlich 3.370 Schritten am Tag sind die Salvadorianer das Schlusslicht des Länderrankings, knapp vor Honduras (3.382 Schritte) und Pakistan (3.413 Schritte). Am anderen Ende der Skala stehen die Bewohner der zwei chinesischen Sonderverwaltungszonen Hongkong und Macao, deren Bewohner mit 6.879 bzw. 6.346 Schritten knapp mehr gehen als die des chinesischen Festlands (6.188 Schritte). Auch in Japan und Russland werden viele Wege zu Fuß zurückgelegt. Man sieht aber deutlich: Die Bewohner keines einzigen der untersuchten Länder erreichen auch nur annähernd die empfohlene Schrittanzahl von 10.000.

Wieso? Weil wir uns nicht mehr die Zeit dafür nehmen. Und weil uns immer mehr „Hilfsmittel" aufgeschwatzt werden, die uns Zeit für andere Dinge schaffen sollen, mit dem Resultat, dass wir nur noch vor dem Bildschirm hängen. Also aufstehen, die Familie und Freunde an die Hand nehmen, rausgehen, einen tiefen Atemzug machen und frühestens nach 30 Minuten wieder zurückkommen.

BEWEGUNG UND NATUR

Jeder hat das schon einmal erlebt: Man geht durch den Wald, es duftet nach feuchter Erde, man hört die Vögel zwitschern, der Wind weht durch die Blätter, man spürt, wie der weiche Boden sich an die Füße anpasst. Die Natur spricht mit all unseren Sinnen. Sie kann aber noch viel mehr, denn wer denkt, dass es sich dabei nur darum dreht, was wir hören, sehen, fühlen, schmecken und riechen, der hat sich getäuscht. Was im Hintergrund alles passiert, wenn wir mit der Natur im Einklang sind, das wollen wir in diesem Kapitel zeigen.

Die Gesundheitsforschung hat sich in den letzten Jahren besonders mit dem Thema Natur und ihren Effekten auf das menschliche Wohlbefinden beschäftigt. Wie sich herausstellt, gehen die positiven Einflüsse nämlich deutlich über das hinaus, was man bisher annahm. Durch die Modernisierung und Technisierung der Gesellschaft hat sich die Lebenswelt vieler Menschen grundlegend verändert. Sie flüchten in die Städte, durch das Wachstum der Metropolen werden immer mehr Böden versiegelt, naturnahe Lebensräume werden degradiert oder zerstört. Die Luft in Städten wird immer schlechter und in das Trinkwasser schleichen sich Chemikalien ein. Diese Entwicklungen haben selbstverständlich Auswirkungen auf unsere Gesundheit.

Schon der Anblick der Natur oder ein Spaziergang im Wald reichen aus, um Stresshormone abzubauen und den Puls zu senken. Eine naturnahe Umgebung regt zu Bewegung an, dient als Begegnungs- und Erlebnisraum, hilft beim Entspannen und fördert die Regeneration bei körperlichen und psychischen Erkrankungen. So benötigen rekonvaleszente Patienten und Patientinnen nach einer Operation allein durch den Kontakt mit der Natur weniger Schmerzmittel und erholen sich schneller. Außerdem stärkt das Naturerleben das allgemeine Wohlbefinden. Sowohl Kinder als auch ältere Menschen und Menschen mit Behinderungen profitieren von gemeinsamen Natur-Erlebnissen. Die intellektuelle und soziale Entwicklung sowie die Kreativität und Problemlösungskompetenz können durch Aufenthalte in der Natur gefördert werden. Ein weiterer Pluspunkt ist die Fähigkeit der Natur, Stress- oder Angstzustände zu lindern und dadurch auch die psychische Gesundheit zu unterstützen. Die Natur impliziert beim Menschen ein Gefühl der Erholung. Man schläft besser, man fühlt sich ausgeglichener, gelassener und ersetzt negative Gedanken durch positive. Therapiemaßnahmen bei Menschen mit Depressionen oder übergewichtigen Kindern zeigen in der Natur deutlich erfolgreichere Heilungsprozesse als in der Stadt.

In Japan wurde bereits in den 1980er-Jahren ein Begriff geprägt, der hierzulande noch immer für etwas Schmunzeln sorgt: *Shinrin-yoku*. Das bedeutet übersetzt so viel wie „Waldbaden". Ein skurriles Bild, das mittlerweile aber sogar von der Wissenschaft als gesundheitsfördernd belegt ist. *Shinrin-yoku* wird in Japan von offiziellen Stellen propagiert, seit Jahren wissenschaftlich untersucht und ist als therapeutische Anwendung anerkannt. Neuerdings gibt es an japanischen Universitäten sogar einen eigenen Forschungszweig für Waldmedizin, und mittlerweile beteiligen sich Wissenschaftler aus aller Welt an diesen Forschungen. Beim Waldbaden geht es nicht darum, Survivalcamps zu absolvieren, Hexenkräuter zu sammeln oder Baumhäuser zu bauen – es geht ganz einfach darum, den Wald und seine unzähligen positiven Eigenschaften auf sich wirken zu lassen.

Die Waldmedizin hat herausgefunden, dass die Natur hochkomplexe Auswirkungen auf unser Immunsystem hat.

- **ANSTIEG UND AKTIVIERUNG VON KILLERZELLEN**
  Killerzellen stellen einen Teil unserer unspezifischen Immunabwehr dar. Sie erkennen Zellen, die von Erregern, Bakterien oder Viren befallen wurden und führen deren Tod herbei. Bereits ein Tag im Wald lässt die Anzahl der Killerzellen im Blut um ca. 40 Prozent ansteigen und steigert deren Aktivität auf das doppelte. Dieser Effekt hält sogar etwa sieben Tage an.

- **VERMEHRTE PRODUKTION VON ANTI-KREBS-PROTEINEN**
  Anti-Krebs-Proteine unterstützen die Killerzellen im Kampf gegen Krebszellen. Auch sie werden durch den Aufenthalt im Wald vermehrt produziert. Professor Qing Li von der Nippon Medical School in Tokyo konnte nachweisen, dass in bewaldeten Gebieten weniger Menschen an Krebs sterben als in Regionen ohne Wald.

- **AKTIVIERUNG DES PARASYMPATHIKUS**
  Der Parasympathikus, auch Ruhenerv genannt, ist Teil unseres vegetativen Nervensystems und zuständig für die unwillkürliche Steuerung der meisten inneren Organe und des Blutkreislaufs. Bei einem Aufenthalt in der Natur ist der Parasympathikus dafür verantwortlich, dass der Blutdruck gesenkt und das Stresshormon Cortisol abgebaut wird.

Diese Effekte entstehen dadurch, dass auch Pflanzen – wie Mensch und Tier – miteinander kommunizieren. Aber nicht nur unter Gleichgesinnten tauschen sie Informationen aus, sie sind sogar in der Lage, mit unserem Immunsystem in Kontakt zu treten. Dazu nutzen sie keine Laute, sondern verwenden chemische Botenstoffe in Form von Duftstoffen. Man kennt inzwischen ca. 2.000 Duftstoffvokabeln aus 900 Pflanzenfamilien. Die meisten dieser Stoffe stammen aus der Gruppe der sekundären Pflanzenstoffe, von denen man schon lange weiß, welch wichtigen Einfluss sie auf die Gesundheit des Menschen ausüben. Eine weitere Untergliederung sind die sogenannten Terpene, die zu den ätherischen Pflanzenölen zählen. Einige dieser Terpene sind in der Lage, auch mit dem menschlichen Immunsystem zu kommunizieren, und werden darum für die immunsteigernde Wirkung der Waldluft verantwortlich gemacht. Also – Buch einstecken, raus in die Natur gehen und dort weiterlesen!

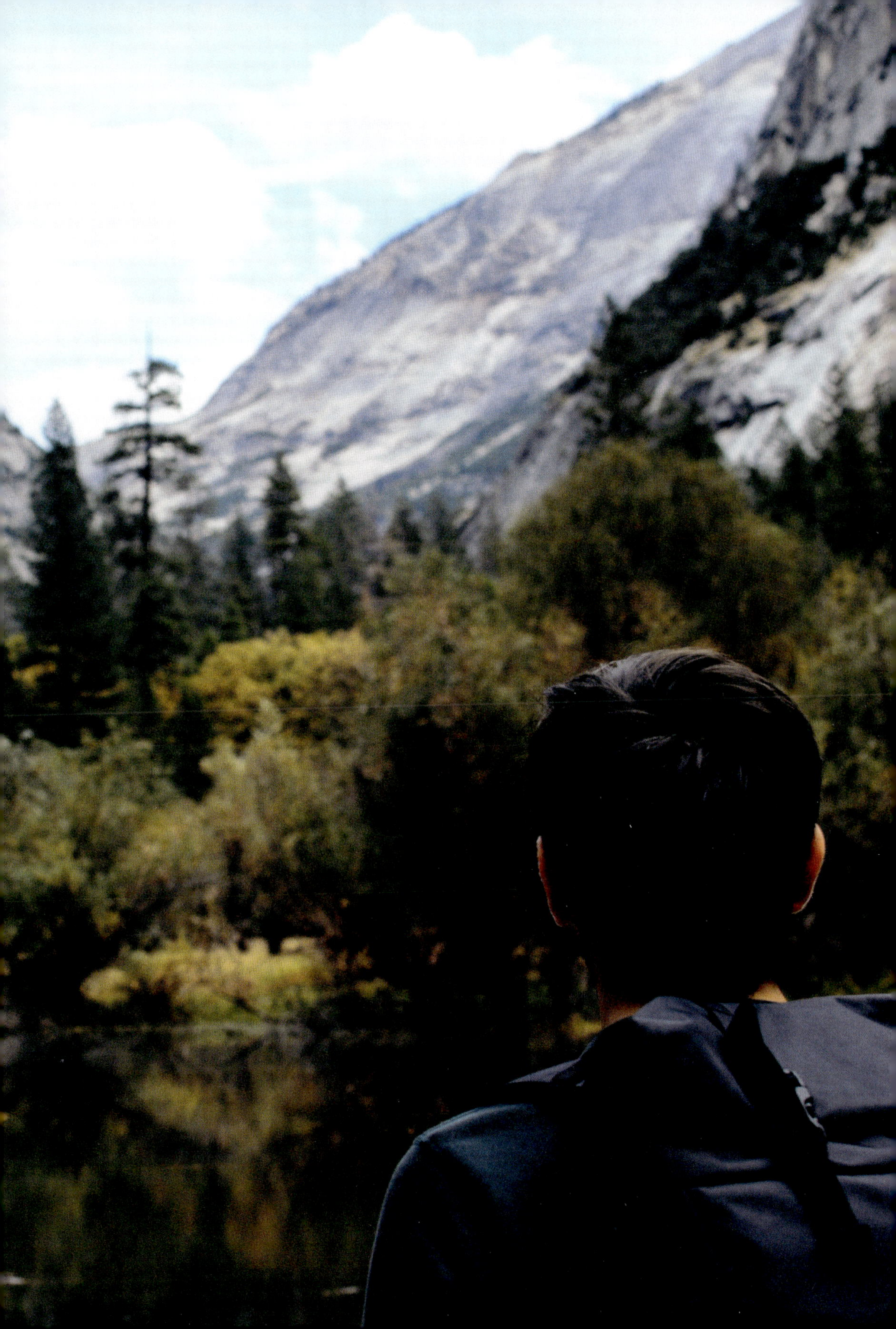

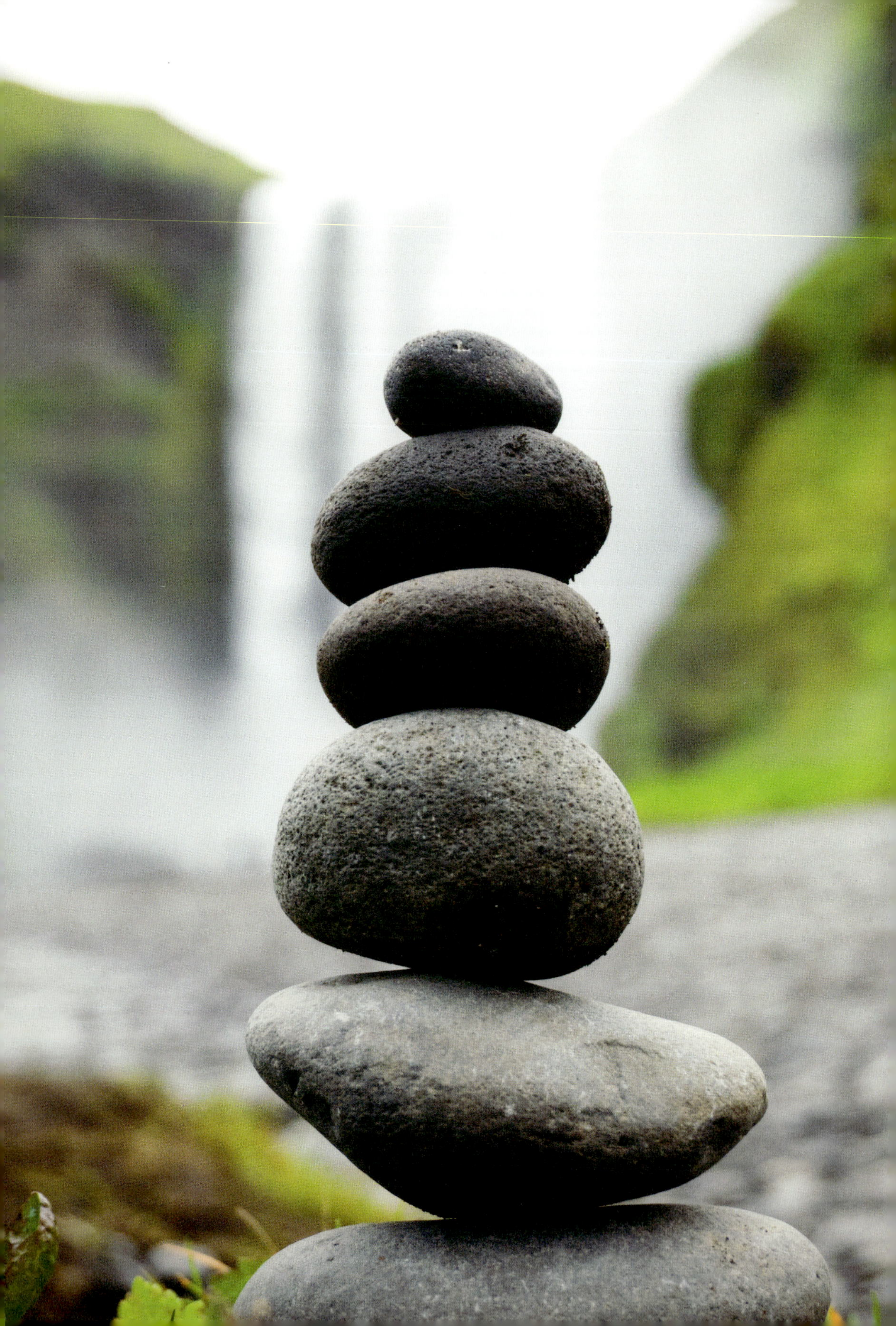

PSYCHE

Unsere Lebensweise hat einen enormen Einfluss auf unsere Psyche. Die Menschen, mit denen wir uns umgeben, das Umfeld, in dem wir uns befinden, die Arbeit, der wir nachgehen, die Bewegung, die wir täglich absolvieren, und auch das Essen, das wir zu uns nehmen, prägen uns und unseren Charakter.

Unsere Gesellschaft hat sich in den letzten Jahren stark verändert – ganz besonders durch die Digitalisierung. Man bekommt das Gefühl, dass trotz höchstkomplexer, neuer Technologien, die uns v.a. Arbeit abnehmen und das Leben erleichtern sollen, unsere Zeit immer knapper und der Alltag immer stressiger wird.

DIGITALISIERUNG UND STRESS

Wie alle Dinge im Leben hat auch die Digitalisierung zwei Seiten: Zum einen können wir ohne lange zu überlegen eine Reise antreten, weil wir sofort auf unserem Handy die Route planen, das Hotel buchen und den Tisch im Restaurant reservieren können. Wir sind in der Lage, zu jeder Tages- und Nachtzeit jede Information, die wir brauchen, zu erhalten. Wir wissen immer, was unsere Freunde machen, können sofort ein schönes Foto mit unserer Familie teilen und der ganzen Welt Bescheid geben, wenn wir etwas Spannendes erlebt haben. Auch in der Arbeitswelt erleichtert die Digitalisierung so manche Prozesse und sorgt dadurch für enorme Effizienz.

Auf der Schattenseite sehen wir negative Veränderungen unserer Gesellschaft: Die sogenannte digitale Demenz ist ein Phänomen, das besonders bei jungen Erwachsenen häufiger auftritt und Gedächtnis-, Aufmerksamkeits- sowie Konzentrationsstörungen beschreibt. Unser Gehirn muss nicht mehr in der Lage sein, sich Informationen zu merken. Wir müssen nur noch wissen, wie wir nach Antworten auf unsere Fragen googeln. Ein weiteres Phänomen ist Folgendes: Durch die sozialen Netzwerke wachsen wir zu einer Vergleichsgesellschaft heran. Ständig beobachten wir online die Leben der Anderen. Iris war schon wieder im Urlaub am Meer, Thomas hat sich ein neues Auto gekauft, Peter ist gern auf Partys, Silvia trägt immer so tolle Kleider und Stefan ist erfolgreich im Job. Durch die verschiedenen Social-Media-Kanäle tendiert man dazu, nur seine Schokoladenseite zu präsentieren. Nur die wenigsten zeigen, dass sie am Morgen verknittert aus dem Bett steigen, dass der heutige Tag anstrengend verlaufen ist, dass die Beziehung manchmal auch schwer ist und dass nicht alles, was glänzt, Gold ist.

Der dänische Philosoph, Theologe und Schriftsteller Søren Aabye Kierkegaard sagte: „Vergleichen ist der Tod des Glücks." Wer sich ständig vergleicht, wird wahrscheinlich immer jemanden finden, der größer ist, der schneller läuft, der stärker, erfolgreicher, lustiger, intelligenter, sympathischer, reicher oder hübscher ist. Es ist jedoch nur sehr schwer möglich, dadurch zufrieden zu werden. Auch wenn wir jetzt denken: „Mich beeinflusst das nicht. Ich vergleiche mich nicht mit anderen – das habe ich gar nicht nötig!" Doch durch das wiederholte scrollen auf unserem Newsfeed schleicht sich unterbewusst ein ständiger Vergleichsprozess ein, der seine Spuren hinterlässt – beim einen mehr, beim anderen weniger. Die Crux an der Geschichte ist: Jedes „Like" trifft auf das Belohnungszentrum unseres Gehirns. Wir erfahren Bestätigung und eine kurzfristige Zufriedenheit. Diese hält jedoch nicht sehr lange an, wir müssen weiter um Aufmerksamkeit ringen – also folgt der nächste „Schokoladenseiten-Post".

Man spricht hier auch von einer erhöhten Feldabhängigkeit. Diese beschreibt, wie abhängig man von den Urteilen, Aussagen oder Taten seiner Umgebung ist. Eine Person, die versucht allen zu gefallen, sich immer so anzupassen, dass niemand etwas gegen sie haben kann, ist sehr feldabhängig. Hingegen jemand, der sich nicht alles gefallen lässt, sich auch mal widersetzt und vor allen Dingen nicht so viel Wert darauf legt, was der Rest der Welt von ihm oder ihr hält, ist eher feldunabhängig. Ein feldunabhängiger Mensch muss jedoch nicht jemand sein, der egogesteuert und mit Ellbogentechnik durch das Leben geht. Manchmal gehört es eben auch dazu, Dinge zu tun, die im Umfeld vielleicht auf Gegenwehr stoßen könnten. Wir müssen wieder lernen, unserer inneren Wertestruktur zu vertrauen. Das bedeutet nicht, im Alleingang gegen alle zu laufen, sein Ego in den Mittelpunkt zu stellen und auf Teufel komm raus den eigenen Willen durchzusetzen – nein, es bedeutet, auf das eigene Gewissen zu hören. Den Dingen zu vertrauen, die einem ein gutes Gefühl hinterlassen, ohne dabei jemand anderem Schaden zuzufügen.

Jasper Juul, der dänische Familientherapeut, hat sich mit den Auswirkungen von Smartphones auseinandergesetzt und spricht von „langsam verhungernden Herzen". Denn die Suche nach Anerkennung, Bestätigung und Aufmerksamkeit ist oftmals der pure Hunger nach Liebe. Dieses Bedürfnis nach Liebe kann aber nicht durch einen „Daumen hoch" gestillt werden. Diese Liebe kann nur durch echte Zuneigung, Vertrauen, gegenseitige Wertschätzung und reale Aufmerksamkeit erfahren werden. Viele Schulen haben mittlerweile die handyfreie Zone in den Klassenalltag integriert. Die Schüler und Schülerinnen geben ihr Telefon zu Schulbeginn ab und bekommen es am Ende des Unterrichts bzw. in Notfällen wieder. Erstaunlicherweise berichten die Schüler selbst sehr positiv darüber, was mit ihnen passiert ist, seit das Smartphone im Klassenzimmer tabu geworden ist. Es wird mehr gespielt, die Pausen werden genutzt, um sich miteinander zu unterhalten, man setzt sich mehr mit den Mitschülern auseinander und allen gefällt das. Der Schulversuch bekommt also ein „Like".

Schaut man sich im Alltag um, muss man Folgendes feststellen: 80 Prozent der Passagiere in den öffentlichen Verkehrsmitteln nutzen die Fahrt, um auf ihr Smartphone zu schauen – 70 Prozent der Informationen, die wir uns währenddessen einverleiben, sind jedoch nicht dringend oder nicht zwingend relevant. Trotzdem nehmen wir die Informationen wahr (egal ob bewusst oder unterbewusst) und unser Gehirn muss diese verarbeiten. Das ist digitaler Dauerstress! Es ist mittlerweile zum Normalzustand geworden, dass bei einem Abendessen unter Freunden alle Handys auf dem Tisch liegen. Es ist auch kein Problem, wenn die Diskussion unterbrochen wird, weil jemand gerade ein lustiges Foto geschickt hat oder es im Minutentakt irgendwo vibriert. Forscher des deutschen Mental-Balance-Projekts haben über eine App das Verhalten von 60.000 Smartphone-Nutzern beobachtet. Sie kamen zu folgenden Ergebnissen: Jeder Nutzer entsperrt sein Telefon 88 Mal pro Tag. 35 Mal, um nach der Uhrzeit zu sehen oder nachzuschauen, ob eine neue Nachricht gekommen ist. 53 Mal zum Surfen, Chatten oder um eine App zu nutzen. Alle 18 Minuten unterbrachen die freiwilligen Probanden der Studie ihre Tätigkeit, um online zu sein.

Dieses Verhalten macht etwas mit unserer Gesellschaft. Ganz still und leise begeben wir uns dadurch in eine digitale Abhängigkeit. Wenn alle damit zufrieden wären, dann wäre alles in bester Ordnung. Leider ist es aber so, dass die ständige Erreichbarkeit, das ununterbrochene Verbundensein mit unseren Email-Konten und das dadurch nie eintretende Gefühl, außer Dienst zu sein, enormen Stress verursachen. Dieser Stress hinterlässt wiederum große Mengen an Säuren in unserem Körper – und diese müssen mühsam abgebaut werden.

Neben Fortpflanzung und Nahrungsaufnahme gehört die Kommunikation zu unseren Urinstinkten. Sie ist so fest in uns verankert, dass wir ohne sie nicht können. Kommunikation beinhaltet aber nicht nur den Austausch von Worten, sondern berücksichtigt auch die Körpersprache, die den Großteil, nämlich 80 Prozent, der Kommunikation ausmacht. Und genau diese Art der Sprache fehlt bei den „Unterhaltungen" auf sozialen Plattformen.

Mittlerweile haben Verhaltensforscher den Begriff der „digitalen Depression" geprägt. Dadurch wird die verzweifelte, aber oftmals unerfüllte Suche nach Anerkennung im Netz beschrieben, die sich in Einsamkeit und Trauer widerspiegelt. Es entsteht eine vermeintliche Depression, die oft auch als solche mit Antidepressiva behandelt wird. Diese Zustände lassen sich jedoch vermeiden – und wir sollten alles dafür tun, um die Rahmenbedingungen dafür zu schaffen. Wichtig ist, einen gesunden Umgang mit der digitalen Welt zu lernen. Wir sollen die positiven Eigenschaften nutzen, müssen aber auch in der Lage sein, uns vor den negativen Auswirkungen zu schützen. Deshalb ist es sinnvoll, sich Strukturen zurechtzulegen, die Auszeiten ermöglichen. Wie du diese Auszeiten gestalten kannst, erfährst du im Praxisteil.

DER SCHLAF

Gehörst du zu denjenigen, die jeden Tag mit dem Wecker aufstehen? Keine Sorge, das ist nichts Ungewöhnliches – der Großteil der Menschen wird von einem Alarm geweckt. Wir sind die einzige Spezies der Welt, die mit dem Lärm eines Weckers aufsteht. Doch das bedeutet: Wir schlafen zu wenig. Würden wir ausreichend schlafen, bräuchten wir keinen Wecker. Gehörst du zu den Menschen, die sich während des Tages frisch und ausgeruht fühlen? Dann machst du schon sehr viel sehr richtig! Denn Schlaf ist das wichtigste regenerative Instrument, über das unser Organismus verfügt. Deshalb sollten wir die Bedeutung des Schlafes nicht unterschätzen. Die Basis für den Schlaf ist Ruhe. Wer sich immer wieder ausgepowert und erschöpft fühlt, gönnt seinem System nicht ausreichend Ruhe.

Noch vor 100 Jahren schlief der Mensch im Schnitt neuneinhalb Stunden, heute sind es durchschnittlich sieben. Laut dem Schlafexperten Dr.med. Walter Wiater verhalten sich Personen, die über zehn Tage hinweg nur sechs Stunden schlafen, als hätten sie ein Promill Alkohol im Blut. Man kann sich vorstellen, was das für Auswirkungen auf unsere Entscheidungen, Taten und Verhaltensweisen hat.

Jeden Tag produzieren wir 600 Milliarden neue Zellen. Falls du also das Gefühl hast, der heutige Tag war nicht so produktiv – du kannst beruhigt sein: Du hast unglaublich viele Zellen produziert, sieben Millionen pro Sekunde. Insgesamt bestehen wir aus 100.000 Milliarden Zellen. Ist doch erstaunlich, dass wir dennoch jeden Morgen beim Zähneputzen dieselbe Person im Spiegel erkennen. Der Körper ist nicht konstant, er unterläuft einen ständigen Prozess, verändert sich ununterbrochen. Der Körper, der dieses Buch begonnen hat zu lesen, war nicht derselbe, der er jetzt ist.

Welche Rolle spielt dabei der Schlaf? Wie oben bereits erwähnt, brauchen wir den Schlaf, um bestmöglich zu regenerieren. Und Regeneration bedeutet – aus dem Lateinischen übersetzt –„Neuentstehung“. Für diese Neuentstehung, für unsere 600 Milliarden neuen Zellen täglich, ist die Grundvoraussetzung Ruhe. Lassen wir zu wenig Raum zwischen den Tagen bedeutet das, dass wir zu wenig schlafen. Der Raum zwischen den Tagen wird also zu eng.

Genauso verhält es sich mit unserem Terminkalender. Wenn wir bemerken, dass zwischen den einzelnen Terminen keine freie Minute mehr ist, erzeugt das früher oder später Stress, Beklemmungen und Anspannung in uns. Das gilt auch für zwischenmenschliche Beziehungen, ob das nun den Partner, die Familie oder Freunde betrifft – wenn wir von etwas total eingenommen werden, fehlt uns der Raum und wir haben nicht mehr genug Luft zum Atmen. Genauso können ein unaufgeräumtes Zimmer, ein vollgestopfter Kleiderschrank oder Unordnung im Büro für Chaos im Kopf sorgen. Werfen wir einen Blick auf das Universum: 5 Prozent des Weltalls bestehen aus leuchtender Materie, 22 Prozent aus dunkler Materie (hier weiß man bis heute noch nicht genau, worum es sich dabei handelt), 73 Prozent unseres Universums ist Leere. Betrachten wir unseren Körper, dann gibt es eine Zahl, die kaum zu glauben ist: 0,0000001 Prozent des menschlichen Organismus ist Masse. Beim Rest handelt es sich einfach nur um „Raum dazwischen".

DURCHDENFOLGENDENTEXTLÄSSTSICH
DIEWICHTIGKEITDESRAUMESSEHR
GUTVERDEUTLICHEN.BEIMLESENDIESES
BUCHSTABENSALATESWIRDUNSBE
WUSST,DASSESENORMHOHERKON
ZENTRATIONBEDARF,DIEEINZELNE
NWÖRTERZUENTZIFFERN.GIBTMAN
DENBUCHSTABENJEDOCHIMMER
WIEDERETWASRAUMDAZWISCHEN,
SO MERKEN WIR, DASS DAS LESEN UM
EINIGES EINFACHER WIRD, DAS GEHIRN
SICH NICHT MEHR SO ANSTRENGEN
MUSS UND WIR FAST EIN BISSCHEN
ERLEICHTERUNG VERSPÜREN.

Fehlender Raum löst Beklemmungen aus

Du siehst also, worauf wir hinauswollen: Wir müssen lernen, in all unseren Lebensbereichen genügend Zwischenräume zu schaffen, das ist ein Grundprinzip der Natur und nur so sind wir in der Lage, in Balance zu bleiben. Auch unsere Gedanken verlangen nach Zwischenräumen. Vielleicht kennst du es, dass du abends im Bett liegst, der Kopf vollgepackt ist mit Gedanken und du darüber nachdenkst, was morgen alles erledigt werden muss und dass du eigentlich schon längst schlafen solltest, damit du am nächsten Tag fit bist. Es bildet sich ein Gedankenstrudel, der von vielen durch eine Serie auf dem Laptop oder einer Doku auf YouTube verdrängt wird. Was wir aber in diesem Moment am dringendsten benötigen, ist Ruhe und Stille. Ein System, das beruhigt wird, strebt automatisch nach Ordnung – das ist ein Naturgesetz. Unsere Gedanken streben also nur dann nach Ordnung und stellen diese her, wenn wir ihnen genügend Raum bieten.

Wenn du das Gefühl hast, es fehlt dir an Ruhe, dann versuche zu reflektieren, auf welche Lebensbereiche das zutrifft. Wir werden dir für jeden Tag eine einfache, leicht umzusetzende Übung zeigen, mit deren Hilfe du etwas mehr Luft zum Atmen bekommst (z.B. S. 71 oder S. 91). Du wirst dadurch mehr Entspannung, Gelassenheit und Zufriedenheit erfahren.

DAS GLÜCK IST KEIN VOGEL

Aristoteles hat einmal gesagt: „Der Zweck des Lebens ist die Ausdehnung von Glück." Alles, was wir tun, hat also letztlich einen einzigen Sinn: das Glück zu finden. Selbst unser Wirtschaftssystem ist darauf aufgebaut. Ob das Glück wirklich in materiellen Dingen steckt, sei dahingestellt. Klar ist jedoch: Jeder und jede einzelne von uns ist stets auf der Suche nach Glück. Dass sich dieses Glück aber in uns selbst befindet, ist den wenigsten bewusst. Schon Johann Wolfgang von Goethe wusste:

Warum denn in die Ferne schweifen, sieh, das Gute liegt so nah. Lerne nur das Glück ergreifen, denn das Glück ist immer da.

Wir werden also das Glück nicht in unserer Umgebung, in der neuen Handtasche, im Thailandurlaub oder im neuen Porsche finden. Glück entsteht von innen!

Wir müssen daher versuchen, die notwendigen Rahmenbedingungen zu schaffen, damit der Geist nach innen wandern und das Glück immer mehr herauskitzeln kann. Genau dies entsteht beim Schlaf, durch Entspannungstechniken oder beim Meditieren. Wir müssen uns nur der Bedeutung dieser Mechanismen bewusst werden, damit wir diese wunderbare Wirkung verstehen und in weiterer Folge auch spüren können. Man kann sich das in etwa wie beim Bogenschießen vorstellen: Ziehen wir den Pfeil entlang des Bogens nur ein bisschen zurück, wird er gleich vor uns auf die Erde fallen. Ziehen wir den Pfeil jedoch weit nach hinten, erhöhen wir die potenzielle Energie und der Pfeil wird weit in der Ferne zu Fall kommen. Genauso verhält es sich mit unserem Geist. Ziehen wir ihn weit in die Ruhe, dann kann er sein ganzes Potenzial ausschöpfen und wird dynamisch. Wir kennen das: Sind wir gut ausgeschlafen, dann können wir die ganze Welt umarmen.

Der chinesische Philosoph Laotse bringt das auf den Punkt: „Erreiche den Gipfel der Leere, bewahre die Fülle der Ruhe und alle Dinge werden gelingen.“ Sobald uns Dinge gelingen und wir sie vielleicht sogar noch mit einer gewissen Leichtigkeit bzw. Unbeschwertheit vollbringen, fühlen wir uns glücklich – und genau das wollen wir erreichen. Es gibt viele einfache und sehr wirkungsvolle Methoden, dem Stress entgegenzuwirken und das Glück herauszufordern – wie diese funktionieren, zeigen wir dir weiter hinten.

METHODEN ZUR STRESSREDUKTION

Auch physiologisch tut sich einiges in unserem Körper, wenn wir uns entspannen: Die Atmung wird langsamer und tiefer, der Blutdruck senkt sich, Stresshormone werden abgebaut, die Muskulatur entspannt sich. Der Hypnotherapeut Brian Alman hat herausgefunden, dass sich die Kreativität durch wiederkehrende Entspannungsphasen steigern lässt; unser praktisches Denken verbessert sich, verborgene Ängste reduzieren sich und auch unsere Auffassungsgabe wird erhöht. Alles automatisch.

Sind wir gestresst, passiert genau das Gegenteil in unserem Körper: Die Atmung wird schneller, der Blutdruck erhöht sich, das Herz rast, die Muskulatur zieht sich zusammen. Ursprünglich hat uns die Natur mit diesen Mechanismen ausgestattet, um zu überleben. Stand plötzlich ein Säbelzahntiger vor uns, so mussten wir in der Lage sein, so schnell wie möglich zu flüchten. Dafür brauchten wir einen schnelleren Herzschlag, eine angespannte Muskulatur und Stresshormone, die uns hurtig in Sicherheit brachten.

Doch Stress ist nicht gleich Stress: „Stress wird als Muster spezifischer und unspezifischer psychischer und körperlicher Reaktionen eines Individuums auf interne oder externe Reize angesehen, die das Gleichgewicht stören, die Fähigkeiten zur Bewältigung beanspruchen oder überschreiten und Anpassungsleistungen verlangen." (Zimbardo & Gerrig, 2004, S. 562) Stress entsteht durch die Diskrepanz zwischen der Anforderung an eine Person und ihren Möglichkeiten. Er ist also eine subjektive Wahrnehmung des Individuums (Lehmann, 2012). Unsere Vorfahren haben sich Stress zunutze gemacht, um Gefahrensituationen zu erkennen oder sich zur Wehr zu setzen. Ohne die Fähigkeit, Stress zu empfinden, hätte die Menschheit im Laufe der Evolution schlechte Karten gehabt. Doch heute benötigen wir Stress jedoch nicht mehr, um schnell und plötzlich zu reagieren und unser Leben zu retten – er ist vielmehr zu einem ständigen Begleiter geworden. Und das hat leider nicht sehr schöne Auswirkungen auf unsere Gesellschaft. Angefangen von leichter Reizbarkeit, innerer Unzufriedenheit und Aggressivität über Magenbeschwerden, Kopfschmerzen, Rückenprobleme und einem angeschlagenen Immunsystem bis hin zur chronischen Ermüdung und Burnout – Stress ist auf Dauer eine riesengroße Belastung für unseren Organismus.

Man unterscheidet Stress in zwei unterschiedliche Arten:

- **EUSTRESS: POSITIVER STRESS**
  Eustress entsteht durch Dinge, die fordern, aber mit Spaß verbunden sind – er kann als gute Form von Stress gewertet werden. Eustress treibt uns in Verbindung mit weiteren körperlichen und psychischen Anreizen voran, z.B. wenn wir arbeiten, Rätsel lösen oder Sport treiben. Stress kann uns also motivieren und dazu bewegen, Leistung zu erbringen und eine Aufgabe zu erledigen. Um produktiv und gefordert zu sein, braucht man demnach ein gesundes Maß an positivem Stress. Eustress hilft uns, „am Ball zu bleiben".

- **DISSTRESS: NEGATIVER STRESS**
  Steigt die Stressbelastung und die einhergehenden Aufgabenstellungen sind nicht mehr zu bewältigen, so entsteht Disstress. Negativer Stress fühlt sich unangenehm, bedrohlich und überfordernd an. Ein negatives Lebensereignis kann ebenfalls ein Auslöser von Disstress sein, dies ist allerdings im Vorfeld nicht zu beeinflussen.

Doch wie wirkt sich Stress (v.a. Disstress) auf uns aus? Woran können wir erkennen, dass wir gestresst sind?

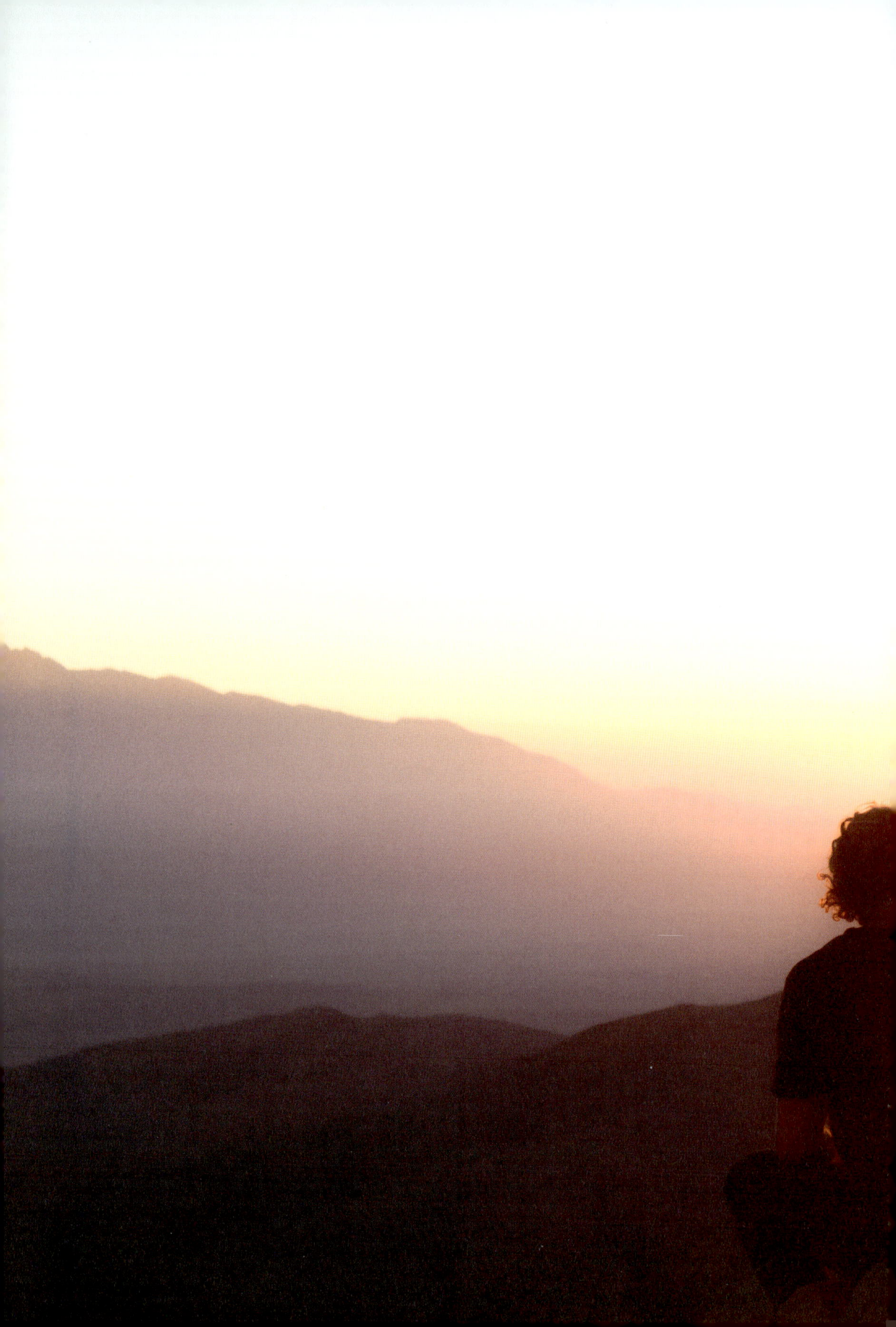

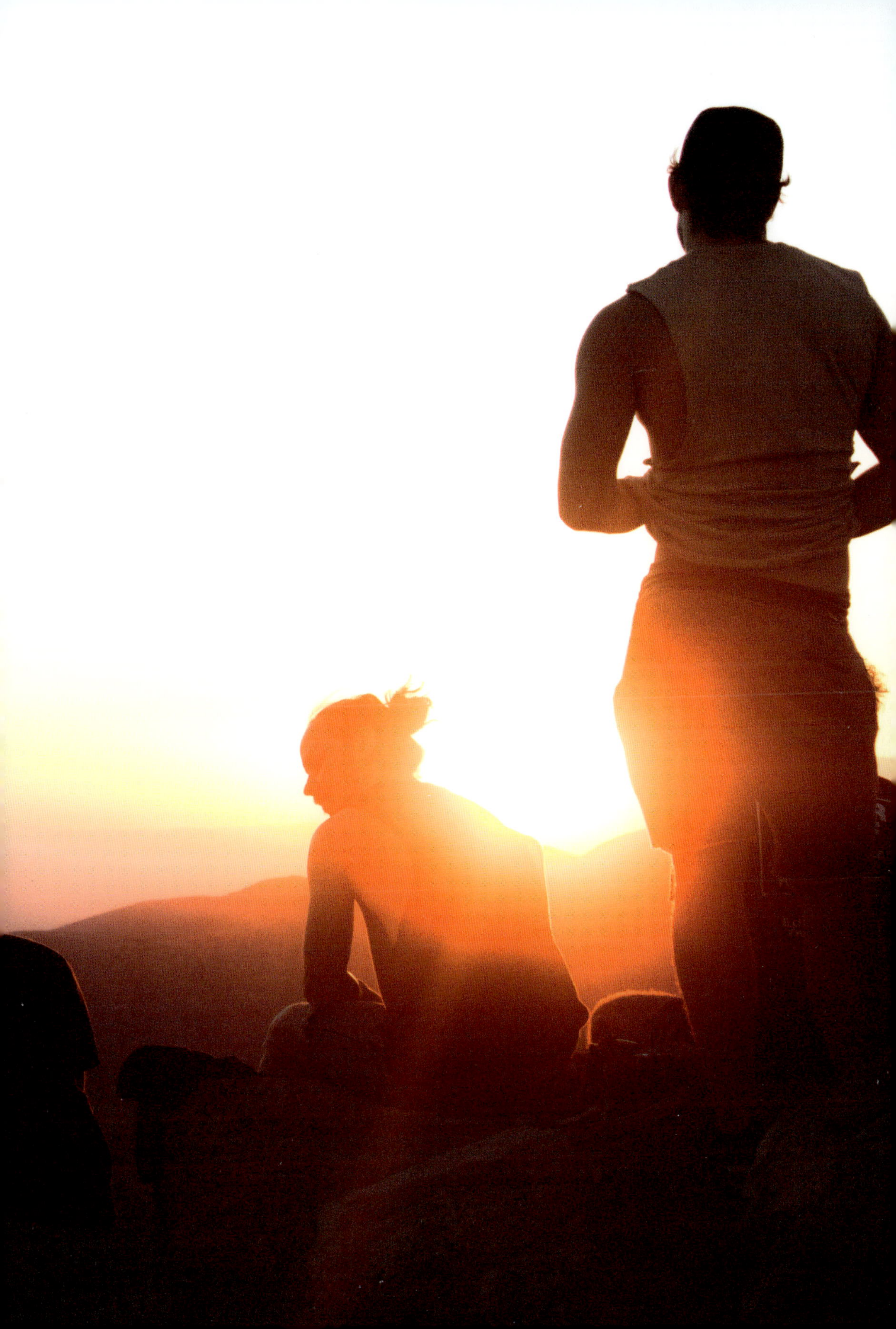

STRESS-SYMPTOME

- Müdigkeit/Erschöpfung
- Unwohlsein
- Konzentrationsschwäche
- Unruhe
- Schlafstörungen
- Rastlosigkeit
- Unzufriedenheit (bis hin zu Depressionen)
- Ärger/Gereiztheit
- Kopf-, Nacken- und Rückenschmerzen
- Verdauungsbeschwerden
- Sodbrennen
- Bluthochdruck
- Anstieg des Blutzuckerspiegels
- Anfälligkeit für Krankheiten (z.B. Erkältungen)
- Kraftlosigkeit
- Lustlosigkeit
- Appetitlosigkeit oder Heißhunger
- Allergien/Hautirritationen
- Nervosität
- geringes Selbstwertgefühl

Diese Auswirkungen können von sogenannten Stressoren – Dingen, die Stress verursachen – ausgelöst werden. Stressoren können durch externe Gegebenheiten vorliegen (umweltbedingt), wie z.B. Hitze oder Lärm. Ebenso können Stressoren physischer Natur sein, wie z.B. (Fehl-) Ernährung, Schlafmangel, Krankheiten oder Verletzungen. Sie können aber auch psychische Ursachen haben, wie z.B. der Verlust von Liebe bzw. der persönlichen Sicherheit, Zeit- oder Leistungsdruck.

HÄUFIGE STRESSOREN

- Überforderung im Beruf
- Existenzängste
- finanzielle Schwierigkeiten
- private Konflikte
- erhöhte Ansprüche an die eigene Leistung
- Probleme bei der Kindererziehung
- Krankheit/Pflege eines Angehörigen
- Wohnungswechsel
- soziale/berufliche Benachteiligung
- eigene Krankheit
- dauerhafte Erreichbarkeit
- Beziehungsprobleme
- Abbruch sozialer Kontakte
- Mangelernährung
- körperliche Fehl- oder Überbelastung

Ob Stress positive oder negative Eigenschaften hat, kommt hauptsächlich darauf an, wie man damit umgeht. Es ist möglich, gewisse Stressbewältigungskompetenzen zu entwickeln. Hierbei spielen neben der eigenen Verfassung auch die äußerlichen Gegebenheiten und der Zeitpunkt bei der Einwirkung von Stress eine wesentliche Rolle. Dabei geht es nicht hauptsächlich darum, dem Stress aus dem Weg zu gehen, sondern ihn vielmehr positiv zu nutzen, um Leistung erbringen zu können, ohne sich dabei selbst zu überfordern. Mit folgenden Verhaltensweisen kann man Disstress vermeiden:

GEGENSTRATEGIEN

- lernen „Nein“ zu sagen
- entscheidungsbereit sein
- sich nicht für alles verantwortlich machen
- negative Gegebenheiten akzeptieren
- perfektionistisches Denken vermeiden
- seine Gesundheit in den Vordergrund stellen
- nicht ständig erreichbar sein
- sich Auszeiten gönnen
- eine gesunde, abwechslungsreiche Ernährungsweise pflegen
- die eigene Leistung wertschätzen
- die Gedanken auch mal schweifen lassen
- Bewegung in den Alltag einbauen

Wenn du dich zu den Menschen zählst, die viel Stress auf dem „Buckel“ tragen müssen, dann probiere einfach einmal aus, dich bewusst nach den Vorschlägen oben zu richten. Sie mögen im ersten Augenblick abgedroschen klingen, aber sie haben eine enorme Wirkung.

Im Praxisteil des Buches wirst du zudem einige Methoden zur Stressreduktion sowie Entspannungstechniken kennenlernen (z.B. S. 71). Auch wenn du im Vorfeld skeptisch bist: Probiere es aus. Die Übungen sind ganz einfach, brauchen nicht viel Zeit, tun unheimlich gut und sind Gold wert.

„MIR REICHT'S – ICH GEH BADEN“

Wir wollen eine Methode ausführlicher vorstellen, weil sie besonders entspannend ist, Stress abbaut, für einen ausgeglichenen Säure-Basen-Haushalt sorgt und eine enorme Wirkung entfaltet. Die Rede ist von Basenbädern.

Schauen wir in die ersten Entwicklungsstadien des Menschen, so stellen wir fest, dass wir neun Monate im basischen Fruchtwasser im Mutterleib verbracht haben. Die Haut des Säuglings ist in diesem Stadium noch basisch, wird aber mit der Zeit saurer, da die Haut über den Schweiß als einer unserer größten Säureregulatoren gilt. Schon seit Jahrhunderten nutzen Menschen Basenbäder, um die Haut auf natürliche Art zu pflegen, zu reinigen und zu regenerieren. Das Baden im Basenbad hat einen positiven Effekt auf den körpereigenen Säure-Basen-Haushalt, der dank unseres modernen, hektischen, bewegungsarmen Lebensstils häufig aus dem Gleichgewicht gerät. In einem Basenbad kommt das Wirkprinzip der Osmose zum Tragen: Es kommt zu einem Konzentrationsausgleich zwischen Innen- und Außenraum. Das heißt also, Säuren und Stoffwechselendprodukte aus übersäuerten Körperflüssigkeiten, Geweben und Muskeln werden über die Haut ausgeschieden und durch das Basenbad neutralisiert.

Basenbäder haben vielseitige Fähigkeiten. Cellulite, Faltenbildung, Muskelverspannungen, Schuppen, fettiges Haar, brüchige Nägel, unreine Haut bis zu Akne, trockene Haut, mangelnde Rückfettung und vorzeitige Alterung können ihre Ursache in einem zu sauren pH-Wert der Haut haben. Durch die Anwendung von regelmäßigen

Basenbädern kann diesen Beschwerden nicht nur vorgebeugt, sondern sie können sogar aufgelöst werden. Wie wir schon gehört haben, werden Zivilisationskrankheiten häufig durch eine Überlastung des Stoffwechsels verursacht. Nikotin, Alkohol, Medikamente, Waschmittel, Umweltgifte, Zusatzstoffe in Lebensmitteln u.v.m. belasten unsere Gesundheit. Die Entgiftungsorgane müssen Schwerstarbeit leisten, um die unterschiedlichen pH-Milieus im Körper aufrechtzuerhalten. Durch wiederholte Basenbäder kann die Haut, als unser größtes Organ, in seiner Funktion optimal unterstützt werden.

SO LÄSST ES SICH AM BESTEN BADEN:
Für ein Vollbad benötigt man 3–4 Esslöffel eines basischen Badesalzes. Das Salz erst einstreuen, wenn die Wanne voll ist. Die Wassertemperatur sollte ungefähr so hoch wie unsere Körpertemperatur (36–37 °C) sein, denn Körperprozesse laufen bei dieser Temperatur am besten ab. Damit das Basenbad seine Wirkung optimal entfalten kann, sollte man 30–60 Minuten in der Wanne bleiben. Wer das Nonplusultra aus dem Basenbad holen möchte, schrubbt sich immer wieder die Haut mit einer Bürste ab, um die Durchblutung zu fördern und die Ausscheidungskapazität zu steigern. Wem das zu aufwendig ist, der kann sich auch mit einem Fußbad begnügen. Die Füße gelten in der Naturheilkunde als Hilfsnieren und sind dadurch in der Lage, beim Entgiften zu helfen. Grund dafür sind die drüsenreichen Fußsohlen (Stichwort: „Käsefuß“).

Kurweise kann man in stressigen Zeiten bis zu drei Basenbäder pro Woche genießen, am besten über einen Zeitraum von zwei bis vier Wochen. Danach reicht ein Bad pro Woche. Außerdem können Basenbäder starke Muskelverspannungen lösen, die Haut glatter und geschmeidiger machen und sie mit der notwendigen Feuchtigkeit versorgen.

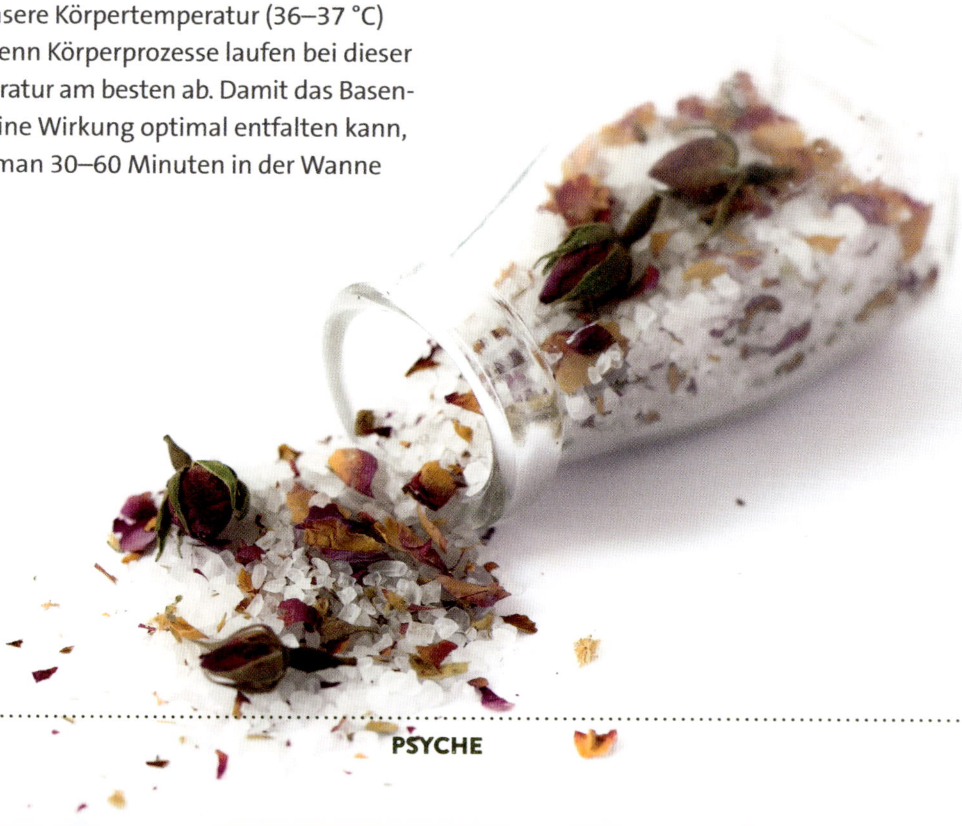

DAS SCHÖNSTE KOMMT ZUM SCHLUSS

In diesem Kapitel geht es darum, Gutes zu tun. Viele Kochbücher haben dies als Auftrag: Man möchte mit einem guten Essen seiner Familie oder seinen Freunden eine Freude machen. Man möchte sich selbst mit wertvollen Lebensmitteln versorgen oder ein köstliches Essen genießen – das sind kleine, aber unheimlich wichtige Freuden. Essen = Freude = Leben!

Außerdem ist „Jeden Tag eine gute Tat" nicht nur ein alter Pfadfinderspruch. Wer sich daran hält, bringt Freude in die Welt – und verändert auch das eigene Leben positiv. Wenn wir anderen etwas Gutes tun oder ihnen helfen, hat das viele positive Auswirkungen sowohl auf unser emotionales als auch auf unser körperliches Befinden. Hans-Werner Bierhoff erläutert in seinem Buch *Psychologie prosozialen Verhaltens: Warum wir anderen helfen*, dass Personen, die anderen helfen und diesen etwas Gutes tun, gelassener und ausgeglichener sind, eine tiefe innere Befriedigung verspüren und im Augenblick der Hilfestellung ein Stimmungshoch erleben. Dieses Hochgefühl kommt dadurch zustande, dass in unserem Körper Endorphine – Glückshormone – freigesetzt werden. Außerdem tragen diese dazu bei, dass unser Immunsystem gestärkt wird und wir weniger anfällig für Krankheiten sind. Die Redewendung „Geben ist seliger als Nehmen" stimmt also auch aus wissenschaftlicher Sicht. Anderen etwas Gutes zu tun und uneigennützig zu handeln bedeutet, auch sich selbst etwas Gutes zu tun. Die Katze beißt sich also in den Schwanz – und das im positiven Sinne. Goethe hat also Recht behalten, als er sagte:

Willst du glücklich sein im Leben,
trage bei zu and'rer Glück.
Denn die Liebe, die wir geben,
kehrt ins eig'ne Herz zurück.

Gerade in einer Zeit, in der sich viele zurückziehen, das Miteinander dazu tendiert, sich in eine Gesellschaft von Einzelgängern zu verwandeln, und die „Realität" oft nur noch virtuell stattfindet, ist es umso wertvoller, sich immer wieder Gedanken um andere Menschen zu machen und sie bei Bedarf zu unterstützen.

**GRUND 1:
UNSER SELBSTWERTGEFÜHL STEIGT**

Die wohl stärkste und positivste Auswirkung hat das Helfen auf unser Selbstwertgefühl. Denn wenn wir jemandem helfen, dann machen wir die Erfahrung, dass wir etwas bewegen können. Bei einer großen Flutkatastrophe genauso wie bei ehrenamtlicher Tätigkeit für die Tafel oder wenn wir der älteren Dame nebenan den Rasen mähen. Der Helfer macht die Erfahrung, dass er wichtig und wertvoll ist. Und das steigert das Selbstwertgefühl.

**GRUND 2:
DANKBARKEIT UND ANERKENNUNG**

Wir bekommen Dankbarkeit und Anerkennung, wenn wir uns in den Dienst von anderen stellen. Und wie schön es ist, einen echten Dank zu hören, weißt du bestimmt aus eigener Erfahrung. Das fühlt sich richtig gut an.

GRUND 3: VERBUNDENHEIT

Wir spüren die Verbundenheit zwischen uns Menschen. Ist das nicht etwas, das viele von uns vermissen? Das Gefühl von Zusammengehörigkeit und Füreinander-da-Sein? Zu erfahren, dass da noch andere Menschen sind, vielleicht sogar Unbekannte, denen das eigene Schicksal nicht egal ist – das ist eine ganz starke Erfahrung, die ein großes Gefühl von Sicherheit und Geborgenheit geben kann.

Gute Taten erfüllen uns mit tiefer Dankbarkeit, Kleinigkeiten bekommen mehr Bedeutung, wir werden uns der guten Dinge im Leben bewusst, erfahren Demut, die Kreativität wird geschult, das Selbstwertgefühl verbessert und wir erleben tiefe Freude. Wir werden also reich im Herzen. Und das Schönste dabei ist – so viel Gutes, wie ich anderen tue, das tue ich auch mir selbst. Wenn wir schon nicht aus Nächstenliebe helfen, dann also aus rein egoistischen Gründen. Es funktioniert trotzdem!

Im Praxisteil wirst du jeden Tag einen Vorschlag für eine gute Tat erhalten. Taten, die ganz leicht umzusetzen sind, nicht viel Zeit kosten und dich mit großer Freude erfüllen werden.

JETZT KANN'S LOSGEHEN

Den Theorieteil haben wir abgehakt, kommen wir ins Handeln! Wenn du bis hierher gelesen hast, dann ist nun die Zeit, dich auf das Abenteuer „Eine Woche basisch" einzulassen. Hast du dich davor mit diesem Thema noch nicht allzu viel auseinandergesetzt, so wird diese Woche für dich eine große Umstellung sein. Das Schöne daran ist: Sie wird auch einen sehr großen und vor allem spürbaren Effekt haben. Viel wahrnehmbarer, als wenn du zu denjenigen gehörst, die mit der Materie schon vertraut sind.

Für Fortgeschrittene soll diese Woche dazu dienen, neue Ideen zu bringen, dich auf Dinge einzulassen, die du vorher vielleicht schon oft gehört, aber noch nie umgesetzt hast – und um dein Wissen zu vertiefen. Das Wichtigste: Diese sieben Tage sind dir und deiner Gesundheit gewidmet. Alles, was jetzt kommt, sind Dinge, die auf logischen Tatsachen aufgebaut sind und auf natürlichste Art und Weise unser Leben unterstützen.

Die Rezepte und Übungen sind so gestaltet, dass sie für jedermann durchführbar sind, egal wie die Ausgangslage ist. Es war uns wichtig, einen Ratgeber zu schreiben, der weder enorme Vorkenntnisse noch unmöglich umzusetzende Tipps enthält, sondern aufzeigt, dass es nicht schwierig ist und auch nicht Unmengen an Zeit benötigt, sich etwas Gutes zu tun. Die basische

Lebensweise hat die Natur als Vorbild, und weil wir alle ein Teil dieser Natur sind, ist diese Lebensart vollkommen logisch.

Für die sieben Basentage wollen wir dir noch ein paar Regeln ans Herz legen, damit du wirklich das Beste aus dieser Zeit herauskitzeln kannst:

- Bereite dich vor. Schaue dir am Vorabend an, was dich am nächsten Tag erwartet, schreibe dir eine Einkaufsliste und integriere den Plan in deinen Alltag, damit „Mir ist etwas dazwischengekommen“ nicht als Ausrede herhalten muss.
- Alle Rezepte sind für zwei Portionen ausgelegt. Kochst du nur für dich, dann halte dich trotzdem an die Mengen und friere die andere Hälfte ein. So kannst du gleich im Anschluss noch eine gesunde Woche dranhängen. Lebst du zu zweit, schnapp dir deinen Partner oder deine Partnerin und unterstützt euch gegenseitig bei diesem Abenteuer.
- Lasse fünf Stunden Pause zwischen den Mahlzeiten. Das sorgt dafür, dass sich Blutzucker- und Insulinspiegel regulieren können und die Verdauung in einen guten Rhythmus kommt.
- Trinke besonders in der Zeit zwischen den Mahlzeiten ausreichend Wasser oder ungesüßte Kräutertees (mindestens 2–3 l).
- Probiere dir den Tag so einzuteilen, dass du nach 20 Uhr nicht mehr zu Abend isst.
- Versuche dich auf eine Tasse schwarzen Kaffee pro Tag zu beschränken.
- Solltest du Heißhunger auf Süßes haben, kannst du im Anschluss an jede Mahlzeit ein Stück Obst essen.
- Wenn du die Möglichkeit hast, die Übungen in der Natur zu machen, dann gehe unbedingt hinaus. Die Gesundheit profitiert im Grünen noch viel mehr.
- Sei neugierig und aufmerksam. Nutze die Befindlichkeitstabelle, um auf die Signale deines Körpers zu hören – du wirst sehen, er spricht mit dir.
- Sieh diese Woche als Belohnung. Sich etwas Gutes zu tun ist Balsam für Körper und Geist.

Und jetzt freu dich – es wird toll!

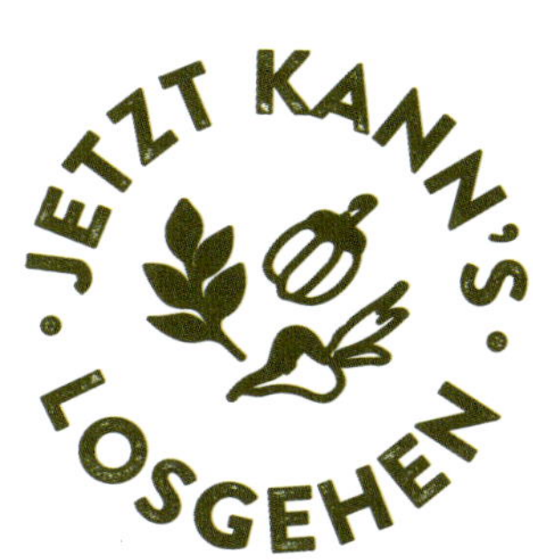

DIE DO-IT-YOURSELF-BASEN-WOCHE

Los geht's

MENÜPLAN

Die angegebenen Mengen gelten jeweils für **2 Portionen**.

Gemüse, Obst, Salat und Kräuter vor dem Verzehr stets gut waschen und trocknen.

DINGE, DIE ZUHAUSE SEIN SOLLTEN:
Olivenöl, Apfelessig, Balsamicoessig, Kokosöl, Agavendicksaft, Salz, Pfeffer, Knoblauch, Zwiebeln, Nüsse, Kerne und Samen

KOCHUTENSILIEN, DIE GEBRAUCHT WERDEN:
Scharfes Messer, Schneidbrett, kleiner und großer Topf, Pfanne, Schüsseln, Pürierstab, Besteck und Geschirr, Kochlöffel, Reibe

Viele unserer Gerichte kannst du schon am Vortag vor- oder zubereiten. Das spart gerade Langschläfern am Morgen etwas Zeit, zudem kannst du auch dann dein selbstgekochtes Mittagessen genießen, wenn an deinem Arbeitsplatz keine Kochmöglichkeit zur Verfügung steht.

BEWEGUNGSÜBUNGEN

Für alle Übungen brauchst du eigentlich nur dich. Damit aber vor allem die Übungen, die auf dem Boden ausgeführt werden, angenehm ablaufen können, ist es ratsam eine Matte zu verwenden. Auch bequeme, dehnbare Kleidung ist empfehlenswert.

TAG 1

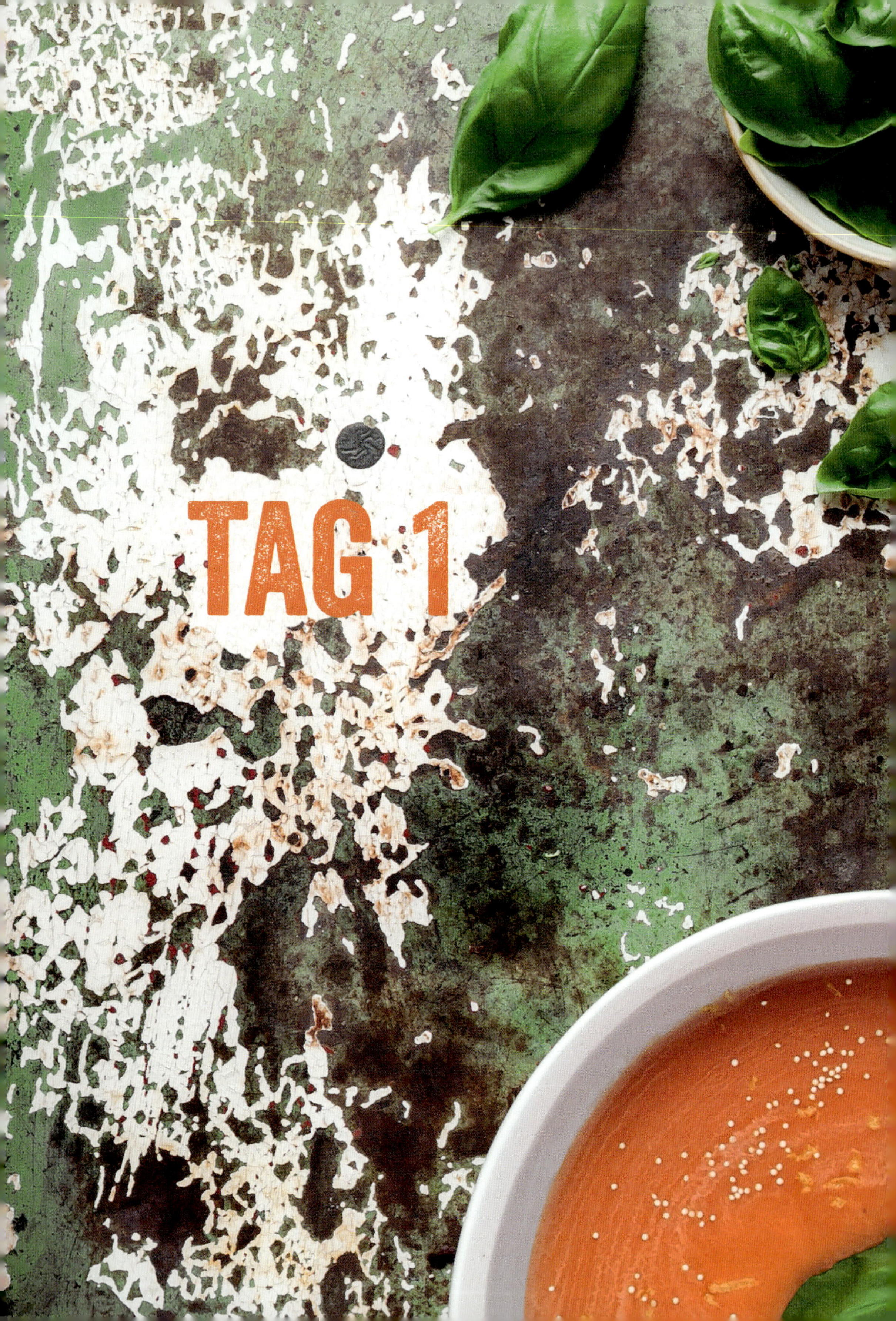

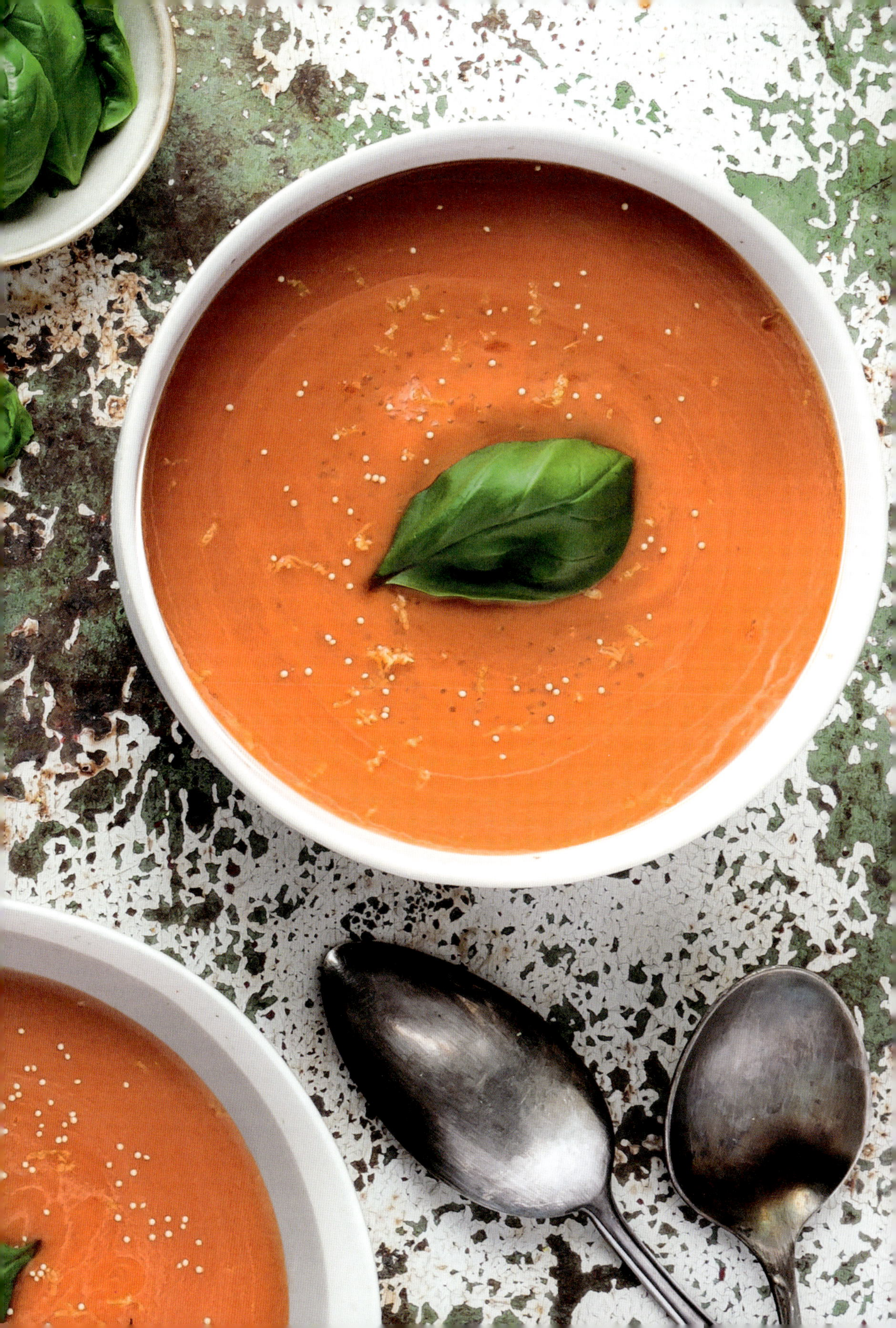

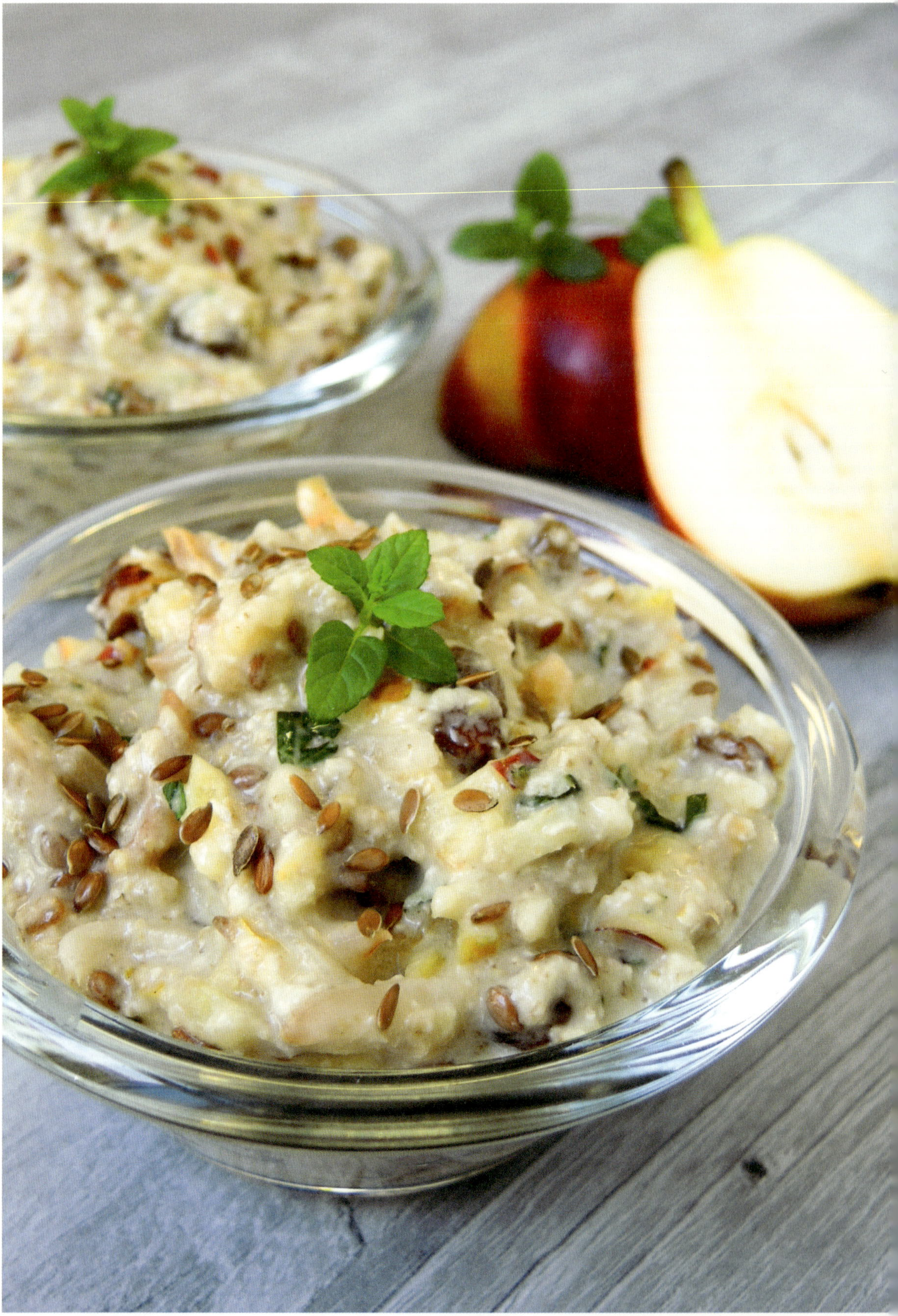

VOLLKORNMÜSLI
mit Trockenfrüchten

ZUTATEN

60 g Trockenfrüchte (Cranberrys, Rosinen, Datteln, Gojibeeren ...)

100 g Haferflocken (glutenfrei)

10 g Leinsamen (ganz)

½ TL abgeriebene Schale einer Bio-Zitrone

2 EL Zitronensaft

Leinsamen und MInze zum Garnieren

FÜR EINEN *guten* START IN DEN TAG

Trockenfrüchte enthalten zwar große Mengen an Fruchtzucker, dieser geht im Gegensatz zum Zucker in Süßigkeiten aber nicht so schnell ins Blut, belastet den Stoffwechsel weniger und bewirkt eine längere Sättigung. Ihr hoher Gehalt an Vitamin C stärkt das Immunsystem und fördert unsere Abwehrkräfte.

ZUBEREITUNG

Trockenfrüchte bei Bedarf klein schneiden. Mit Haferflocken, Leinsamen und Zitronenschale in eine große Schüssel geben und mit 400 ml kochendem Wasser übergießen, umrühren und 5 Minuten aufquellen lassen. Vor dem Servieren mit Zitronensaft abschmecken und nach Wunsch mit Leinsamen und Minze garnieren.

TIPP: Das Müsli lässt sich noch mit knusprigem Granola aufpeppen (siehe Rezept Seite 135). Alternativ können auch ein paar Nüsse über das Müsli gestreut werden.

POWER-LINSENSALAT

ZUTATEN

150 g Linsen (gelb, rot ...)
1 kleine rote Zwiebel
2 Tomaten
1 kleines Bund Petersilie
3 große Karotten
5 EL Olivenöl
10 getrocknete Tomatenhälften (aus dem Glas)
4 EL Zitronensaft
1 TL abgeriebene Schale einer Bio-Zitrone
4 EL Sonnenblumenkerne
Salz und Pfeffer

Linsen sind sehr reich an Ballaststoffen, haben eine ausgezeichnete Aminosäuren-Zusammensetzung und liefern jede Menge B-Vitamine. Ohne diese Vitamine können Nerven, Haut, Haare und Blut ihre Aufgaben nicht so erfüllen, wie sie sollten. Jeder noch so kleine Nährstoff übernimmt eine ganz spezielle Aufgabe in unserem Körper. Deshalb ist eine abwechslungsreiche Ernährung so wichtig.

ZUBEREITUNG

Linsen nach Packungsangabe kochen und abseihen. In eine große Schüssel geben und beiseitestellen.

Während die Linsen garen, Zwiebel schälen und ebenso wie frische Tomaten und Petersilie klein schneiden. Alles zu den Linsen geben. Karotten raspeln und ebenfalls hinzufügen.

Olivenöl, 8 getrocknete Tomaten sowie Zitronensaft und -schale mit einem Pürierstab zu einer sämigen Masse pürieren und gut mit dem Linsensalat vermischen.

Eine kleine Pfanne erhitzen und die Sonnenblumenkerne darin kurz ohne Fett anrösten. (Vorsicht, das geht schnell! Am besten daneben stehen bleiben und warten, bis die Kerne zu „knacken" beginnen.)

Den Salat mit etwas Salz und Pfeffer abschmecken, mit den übrigen Tomatenhälften belegen und mit den gerösteten Kernen bestreuen.

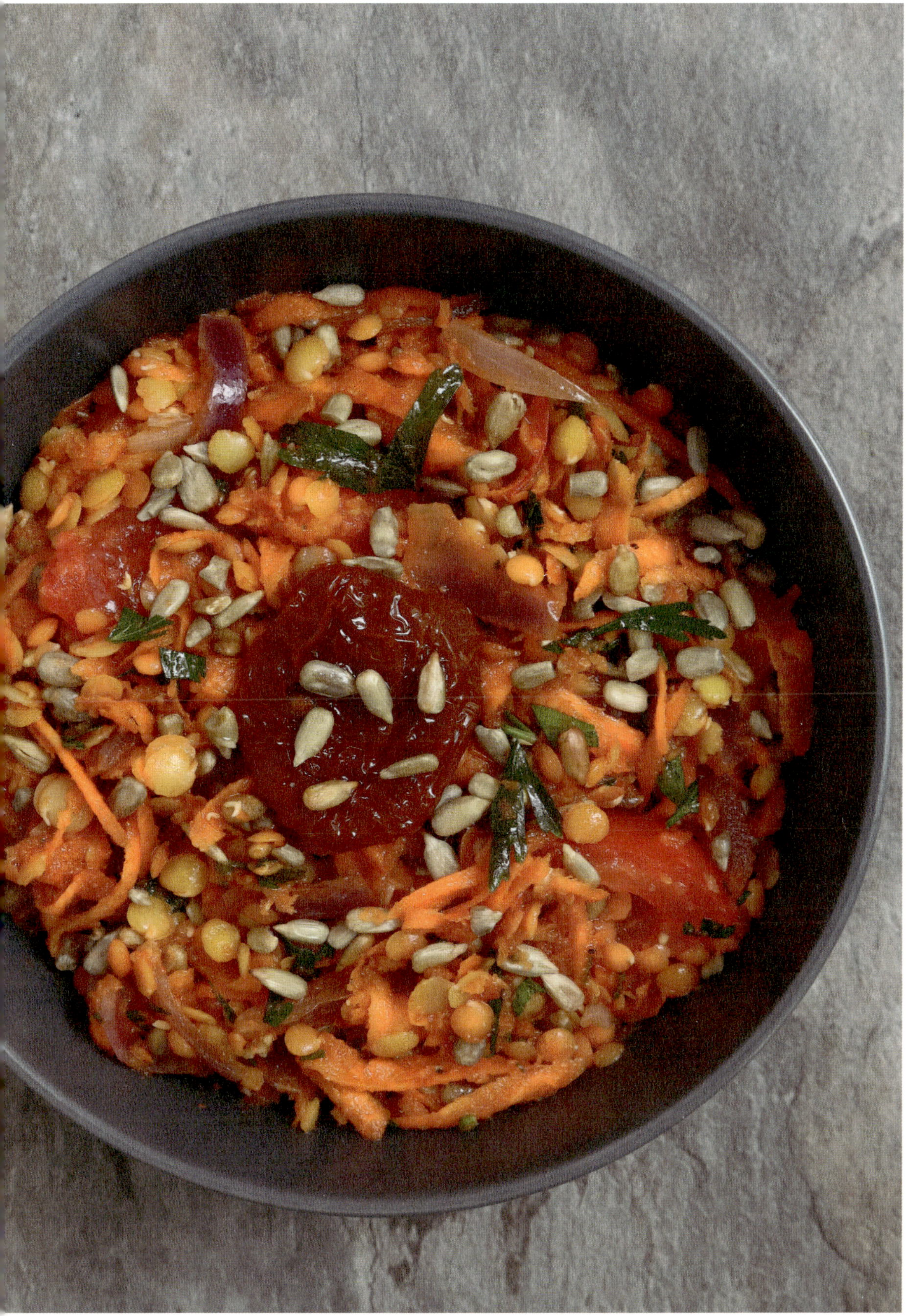

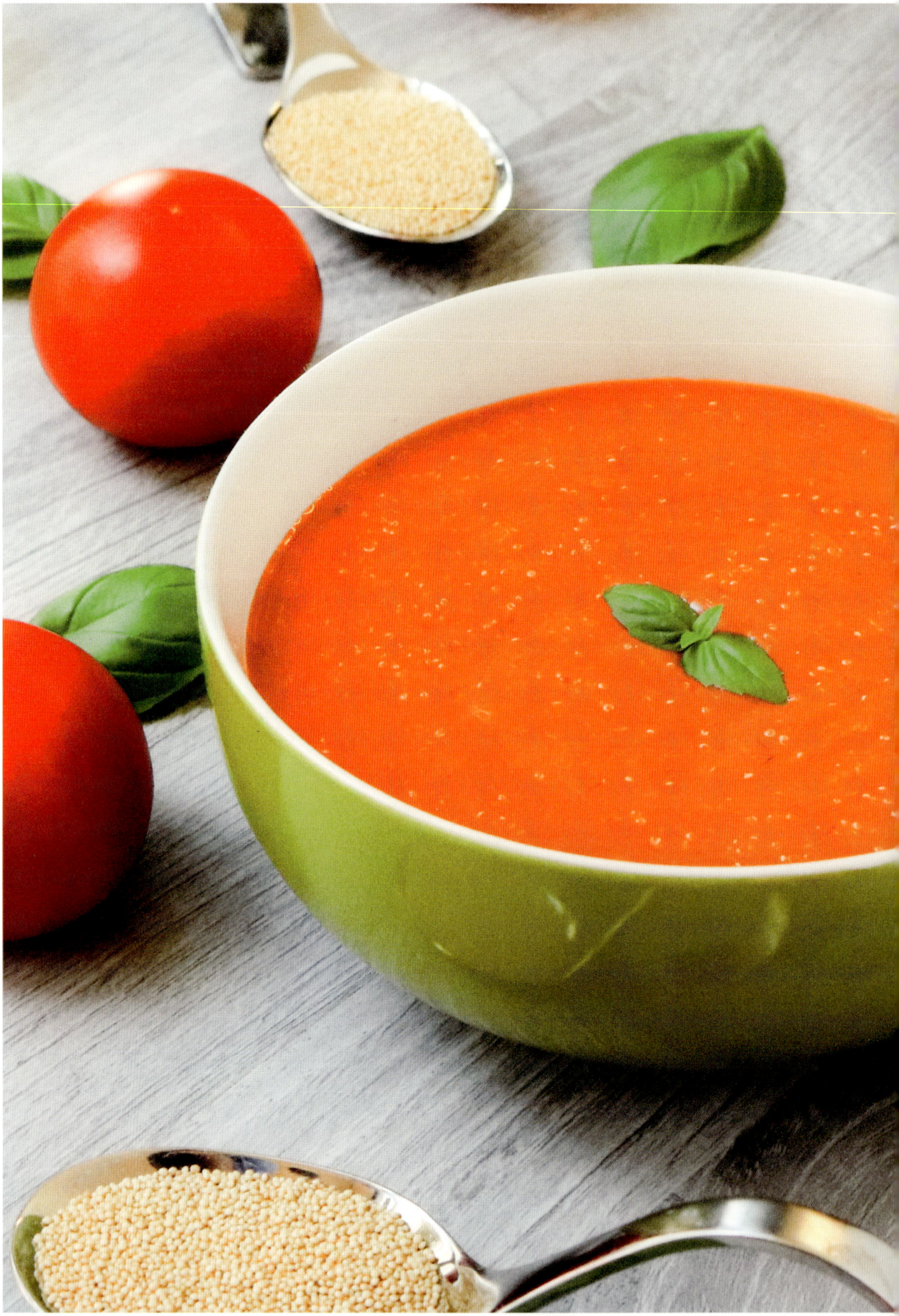

TOMATEN-KOKOS-SUPPE
mit Amarant

ZUTATEN

- *80 g Amarant*
- *1 große Zwiebel*
- *1–2 Knoblauchzehen*
- *1 EL Kokosöl*
- *5–6 große Tomaten*
- *400 ml Gemüsebrühe*
- *250 ml Kokosmilch*
- *1 Handvoll frische Basilikumblätter*
- *3 EL Zitronensaft*
- *2 TL abgeriebene Schale einer Bio-Zitrone*
- *Salz und Pfeffer*

GUTE Pot LAUNE

Die Tomate enthält viel Vitamin A. Das ist wichtig für die Funktion der Haut und der Schleimhäute, es fördert die Bildung von roten Blutkörperchen und spielt eine wichtige Rolle im Sehvorgang. Der rote Farbstoff der Tomate heißt Lycopin – es schützt das Erbgut der Tomate vor der schädlichen ultravioletten Strahlung der Sonne und ist somit quasi die Sonnencreme der Tomate. Auch im menschlichen Organismus kann das Lycopin diese Eigenschaft entfalten.

ZUBEREITUNG

Amarant nach Packungsangabe kochen und abseihen. Beiseitestellen.

Während der Amarant gart, Zwiebel und Knoblauch schälen und klein schneiden. Kokosöl in einem Topf erhitzen und Zwiebel und Knoblauch darin glasig dünsten. Tomaten klein schneiden, in den Topf geben und das Ganze mit Gemüsebrühe aufgießen. Zum Kochen bringen und die Suppe 5 Minuten köcheln lassen. Topf von der Herdplatte nehmen, die Kokosmilch hinzufügen, alles mit dem Pürierstab fein pürieren und nochmals kurz erwärmen.

Basilikum fein hacken (einige Blätter für die Garnitur zurückhalten). Gemeinsam mit dem Amarant in die Suppe einrühren und diese mit Zitronensaft und -schale, Pfeffer und etwas Salz abschmecken. In Schüsseln anrichten und mit den übrigen Basilikumblättern garnieren.

TIPP: Statt 400 ml Gemüsebrühe können auch 400 ml Wasser und 1 Gemüsebrühwürfel guter Qualität verwendet werden.

BEWEGUNGSÜBUNG: CRUNCHES

Lege dich entspannt auf den Rücken und strecke Arme und Beine aus. Den Oberkörper einige Zentimeter vom Boden abheben, die Arme dabei gestreckt nach oben führen. Die Beine ebenfalls gestreckt anheben, bis die Fußsohlen Richtung Decke zeigen.

Arme und Beine wieder absenken, aber nicht auf dem Boden ablegen. Darauf achten, dass der untere Rücken die ganze Zeit am Boden aufliegt.

3 x 15 Wiederholungen.

Beanspruchte Muskelgruppen: Obere und untere Bauchmuskulatur.

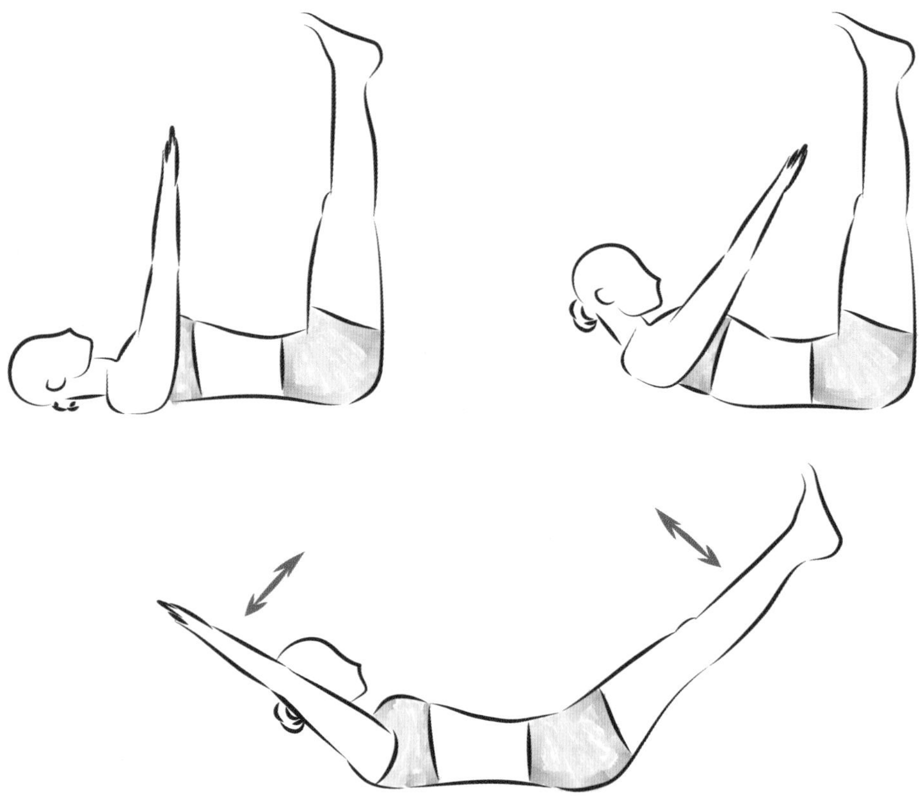

ENTSPANNUNGSÜBUNG: ACHTSAMKEITSÜBUNG

Negative Gedanken loslassen.

Setze dich in einer angenehmen Position an einen ungestörten Ort und nimm dir bewusst Zeit für diese Übung. Schließe am besten die Augen und konzentriere dich auf die Tatsache, dass du atmest. Spüre, wie der Atem in den Körper eindringt und wieder ausströmt, wie die Luft die Nase entlanggleitet und bis in die kleinsten Lungenbläschen gelangt. Gedanken, die auftauchen, lass einfach vorbeiziehen. Bewerte sie nicht, halte sie nicht fest, sondern akzeptiere sie. Alles ist, wie es ist.

Sollten die Gedanken wiederkehren, dann nimm das zur Kenntnis und konzentriere dich wieder auf deinen Atem. Du begleitest dadurch deine Gedanken beim Vorüberziehen.

Bleibe für 10 Minuten in dieser Übung. Du wirst spüren, wie sich dein Atem und dein Puls verlangsamen, wie Ruhe durch deinen Körper fließt und welch Wohlgefühl sich verbreitet.

EINE GUTE *Tat* AM TAG

Lächle heute alle an. Du wirst sehen, dass du einigen verdutzten Gesichtern über den Weg laufen wirst.

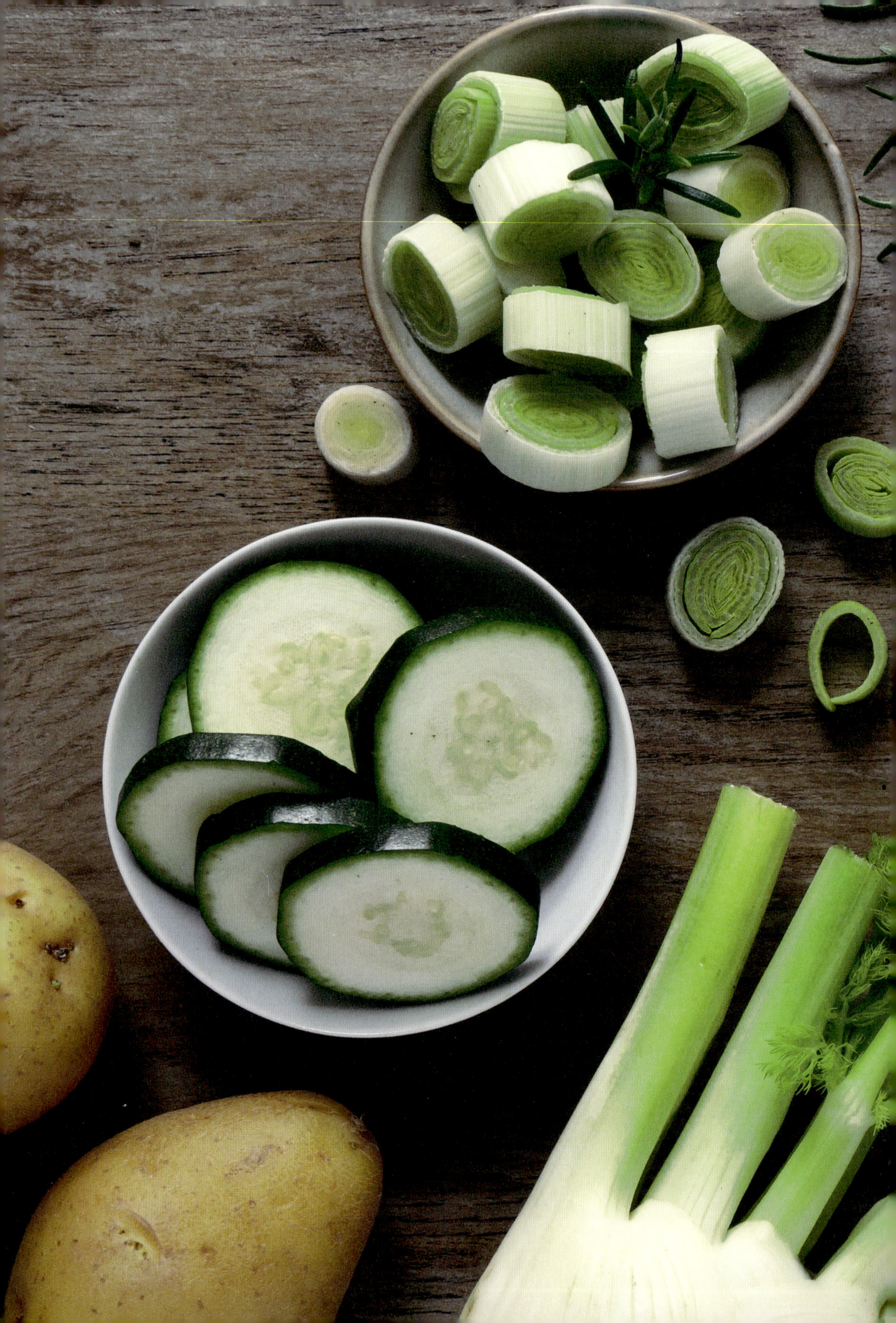

TAG 2

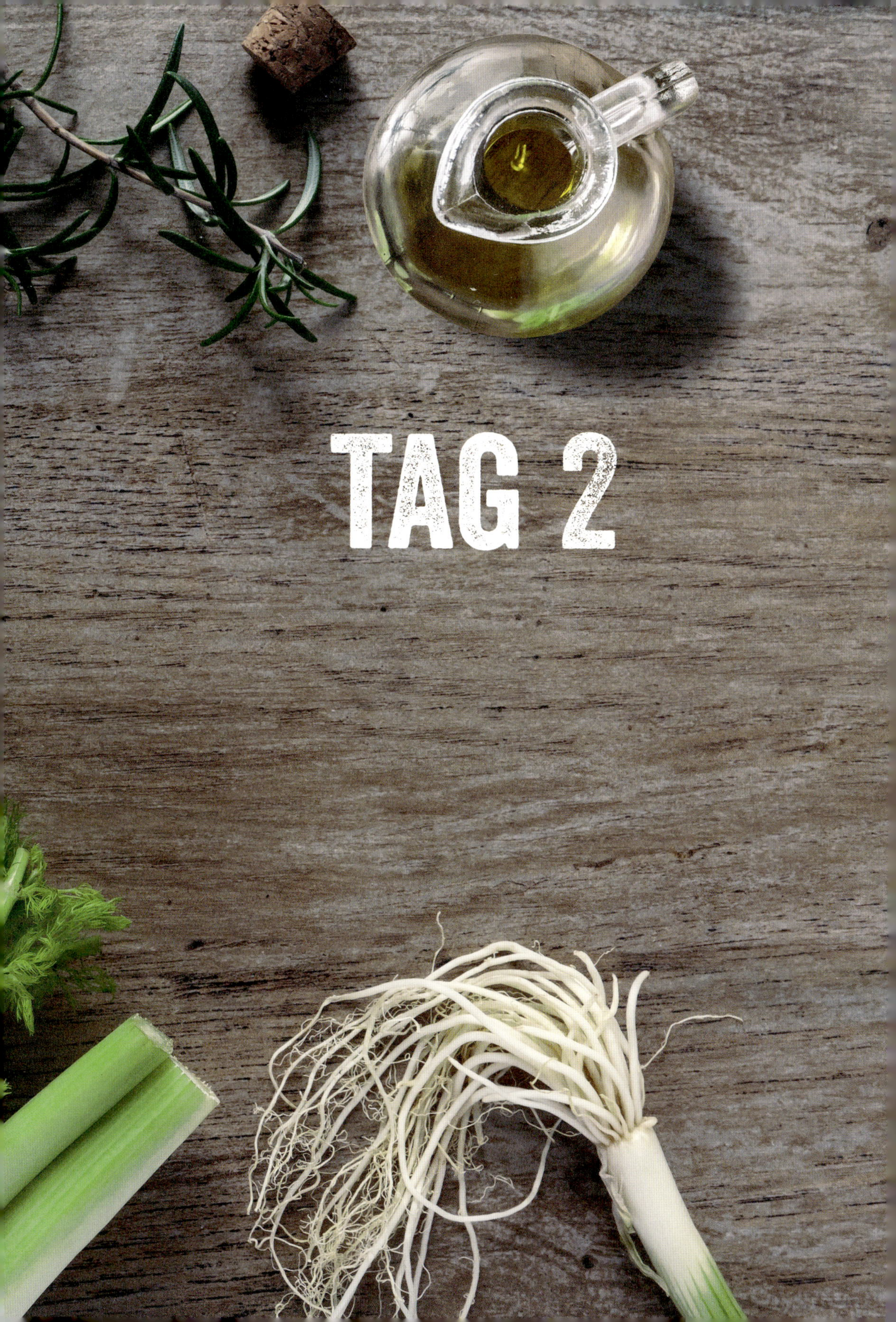

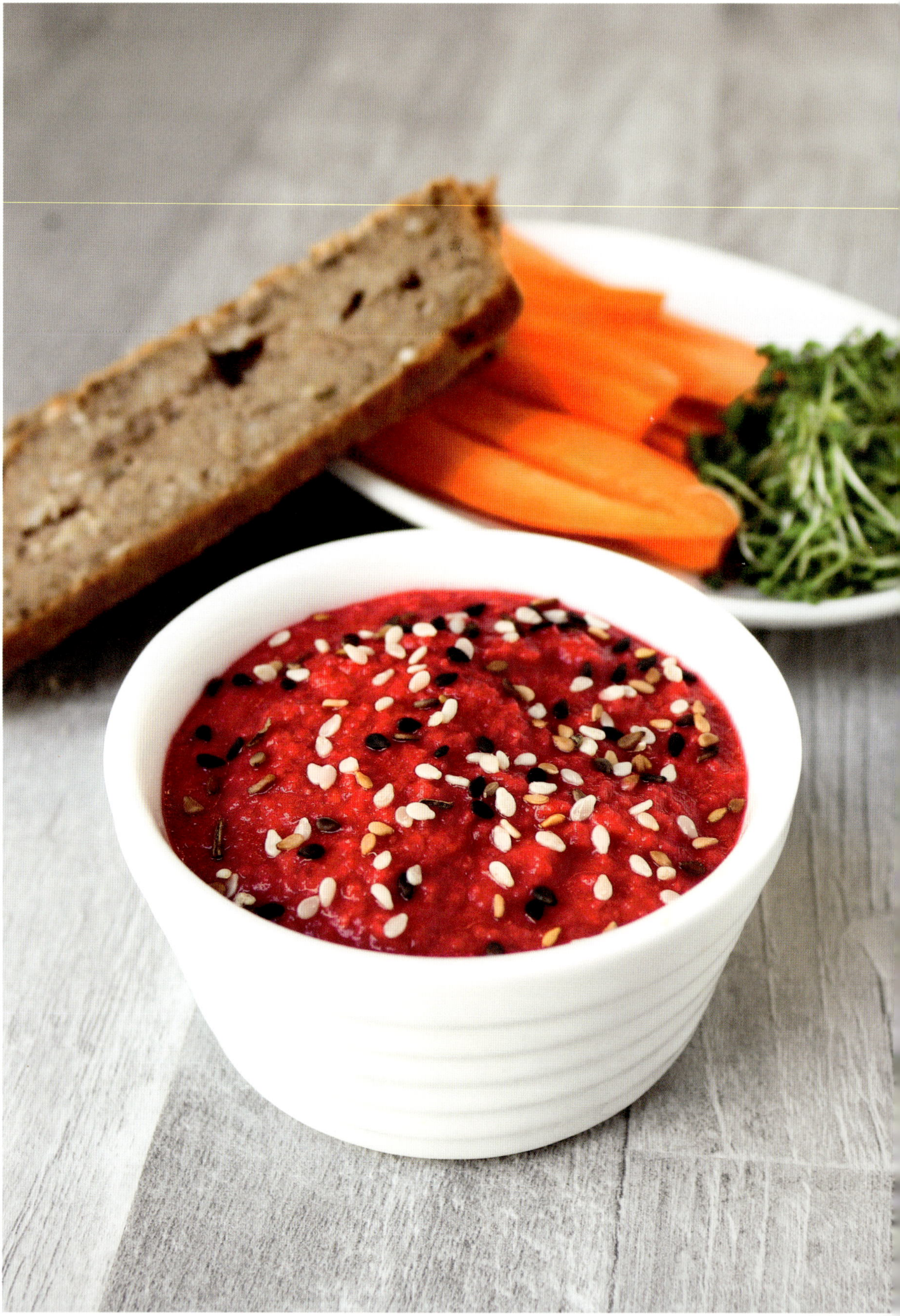

ROTE-BETE-HUMMUS

ZUTATEN

1 Zwiebel
1–2 Knoblauchzehen (optional)
3 EL Olivenöl
1 Rote Bete (ca. 100 g)
200 g gegarte Kichererbsen (Abtropfgewicht)
2 EL Tahina (Sesampaste)
1 TL süßes Paprikapulver
½ TL Kurkuma
½ TL Kreuzkümmel
2 EL Zitronensaft
½ TL abgeriebene Schale einer Bio-Zitrone
Salz und Pfeffer
2 Handvoll buntes Gemüse (wahlweise Karotte, Gurke, Kohlrabi …)
je 1 TL weißer und schwarzer Sesam
½ Tasse Kresse

Rote Bete ist reich an Kalium, Phosphor, Eisen und Magnesium. Außerdem enthält sie unglaublich viel Vitamin B, C und Folsäure. Sie schützt das Herz, senkt den Blutdruck und gilt als Stimmungsaufheller. Also Achtung: Heute wird's lustig!

ZUBEREITUNG

Zwiebel und Knoblauch schälen und klein schneiden. Olivenöl in einem Topf erhitzen und Zwiebel und Knoblauch darin glasig dünsten. Rote Bete schälen, klein schneiden und ca. 10 Minuten mitdünsten, bis sie gar ist. Kichererbsen abtropfen lassen.

Alle Zutaten bis auf das bunte Gemüse, Sesam und Kresse in ein hohes Gefäß füllen und mit dem Pürierstab fein pürieren. Mit Pfeffer und etwas Salz abschmecken.

Das Gemüse bei Bedarf schälen und in Sticks schneiden. Sesam (nach Wunsch geröstet) über den Hummus streuen. Gemeinsam mit den Gemüsesticks und Kresse servieren.

TIPP: Dazu passen hervorragend ein, zwei Scheiben unseres köstlichen Buchweizenbrotes (siehe Rezept Seite 136). Wer mag, kann auch zu Vollkornknäckebrot greifen.

QUINOASALAT MIT
Süßkartoffeln und Babyspinat

ZUTATEN

120 g Quinoa
1 große rote Zwiebel
1 große Süßkartoffel (ca. 300 g)
8 EL Olivenöl
Salz und Pfeffer
2 EL Balsamicoessig
4 EL Zitronensaft
1 TL abgeriebene Schale einer Bio-Zitrone
100 g Babyspinat
3 EL Pinienkerne

GESUND und LECKER

Quinoa ist eine der besten pflanzlichen Eiweißquellen – sie enthält alle 9 essentiellen Aminosäuren! Diese kann unser Körper nicht selbst herstellen, weshalb sie mit der Nahrung zugeführt werden müssen. Die Süßkartoffel versorgt uns außerdem mit Vitamin E und hat eine hohe antioxidative Wirkung – das schützt vor freien Radikalen und Umweltgiften.

ZUBEREITUNG

Backofen auf 180 °C Ober-/Unterhitze vorheizen. Quinoa nach Packungsangabe kochen und abseihen. In eine große Schüssel geben und beiseitestellen.

Während die Quinoa gart, Zwiebel und Süßkartoffel schälen und würfeln. Auf einem mit Backpapier ausgelegten Blech mit der Hälfte des Olivenöls, Pfeffer und etwas Salz vermischen und ca. 20 Minuten im vorgeheizten Ofen garen. Anschließend zur Quinoa geben und abkühlen lassen.

Aus dem restlichen Olivenöl, Balsamicoessig, Zitronensaft und -schale, Pfeffer und etwas Salz ein Dressing zubereiten und den Salat damit marinieren. Babyspinat untermengen.

Zum Schluss die Pinienkerne in einer Pfanne ohne Fett kurz anrösten und über den Salat streuen.

VARIANTE: Statt der Pinienkerne können auch Sonnenblumenkerne verwendet werden, statt Süßkartoffel schmeckt auch Kürbis.

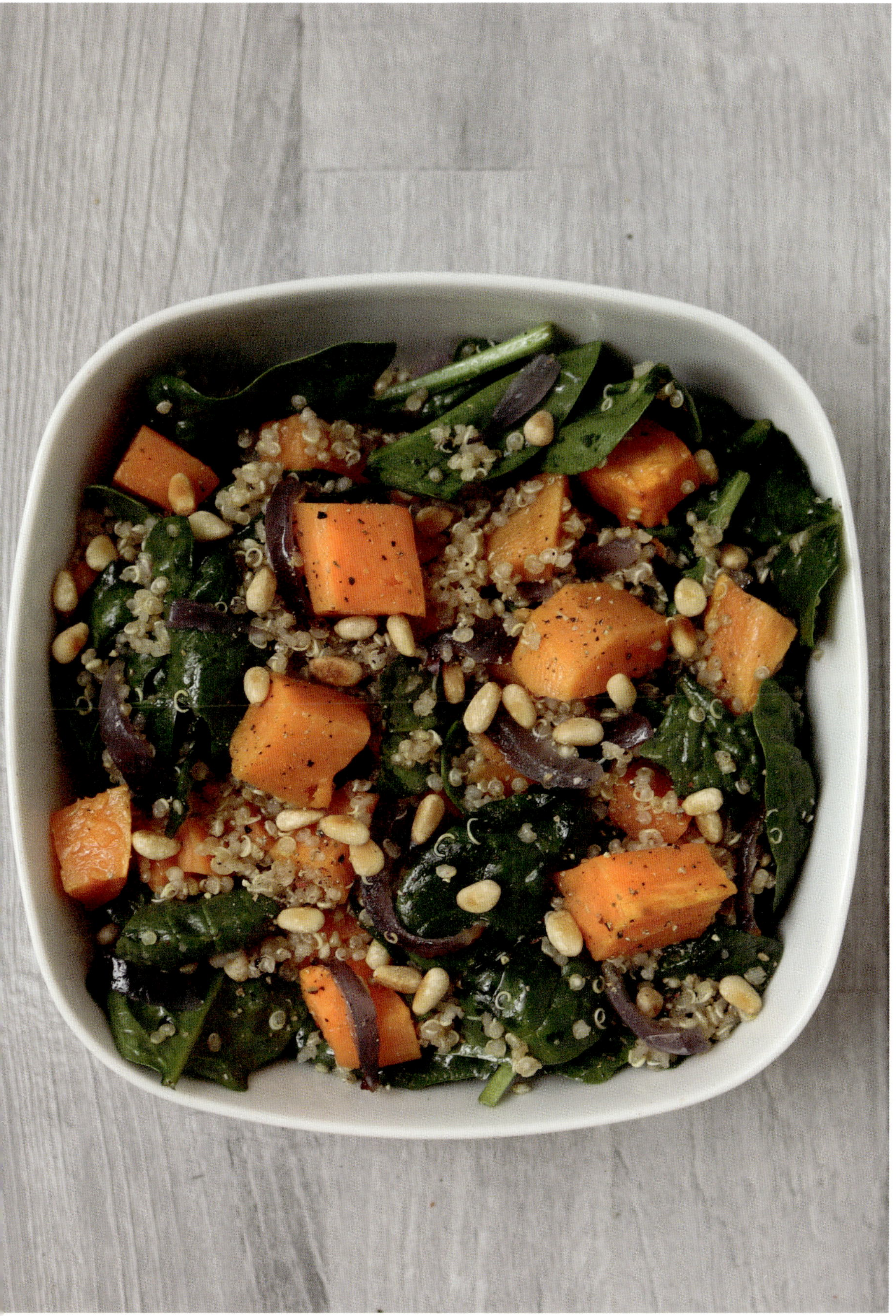

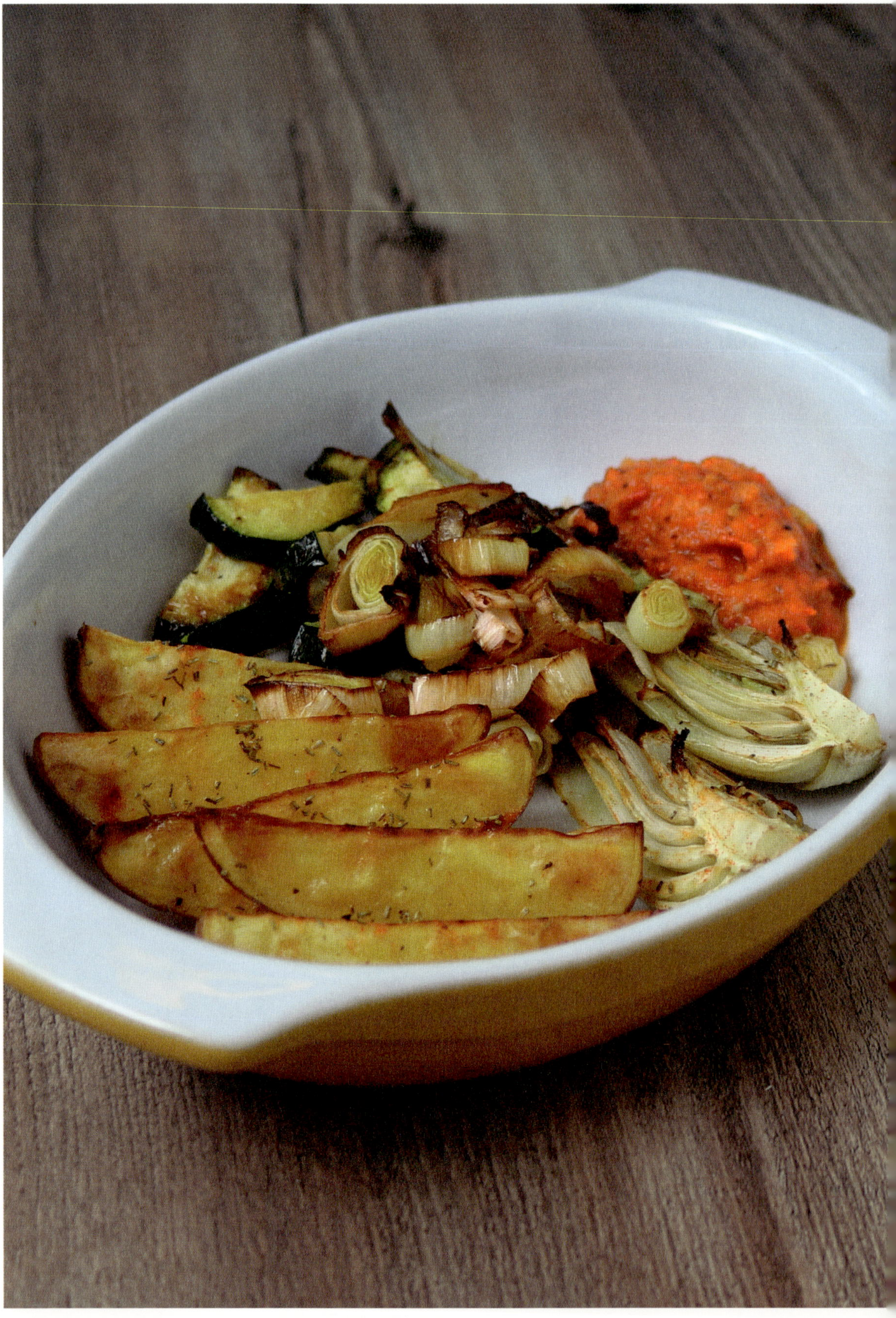

OFENGEMÜSE
mit Paprika-Dip

ZUTATEN

2 Kartoffeln
1 Fenchelknolle
1 Zucchini
1 Stange Lauch
1 rote Paprika
1 Zwiebel
1–2 Knoblauchzehen
6 EL Olivenöl
1 EL Agavendicksaft
2 Zweige frischer Rosmarin oder 1 EL getrockneter Rosmarin
Salz und Pfeffer
2 EL Zitronensaft
1 TL abgeriebene Schale einer Bio-Zitrone

Die Kartoffel ist eines der wichtigsten Grundnahrungsmittel der Welt und ernährungsphysiologisch betrachtet ein Ferrari: Sie ist eine Kalium-Bombe, enthält große Mengen an Kalzium, Vitamin C und einige B-Vitamine. Diese Inhaltsstoffe unterstützen unser Immunsystem, stärken die Nerven, sind am Energiestoffwechsel beteiligt und fördern die Knochenstabilität.

ZUBEREITUNG

Backofen auf 180 °C Ober-/Unterhitze vorheizen. Das Gemüse bei Bedarf schälen und putzen, in mundgerechte Stücke schneiden und auf einem großen Backblech verteilen. Dabei darauf achten, dass Paprika, Zwiebel und Knoblauch separat liegen, da sie später zum Dip weiterverarbeitet werden. Gemüse gleichmäßig mit 2 EL Olivenöl und Agavendicksaft beträufeln, mit Rosmarin, Pfeffer und etwas Salz würzen. Ca. 30 Minuten im vorgeheizten Ofen garen. Nach der Hälfte der Zeit wenden. Fertig gegartes Gemüse aus dem Ofen nehmen und beiseitestellen.

Paprika, Zwiebel und Knoblauch in einem hohen Gefäß mit 4 EL Olivenöl, Zitronensaft und -schale mit einem Pürierstab fein pürieren. Mit Pfeffer und etwas Salz abschmecken.

Geröstetes Gemüse mit dem Dip servieren.

VARIANTE: Je nach Saison und Geschmack können auch andere Gemüsesorten verwendet und ausprobiert werden. Bei den Kräutern sind der Fantasie ebenfalls keine Grenzen gesetzt. Besonders gut passen z.B. Salbei, Thymian und Majoran.

BEWEGUNGSÜBUNG: PO-LIFT

Lege dich flach auf den Rücken, drücke die Arme ausgestreckt gegen den Boden und stelle die Beine auf. Den Po zusammendrücken, kraftvoll so weit vom Boden abheben, bis von den Schultern bis zu den Knien eine Gerade entsteht. Das Gewicht des Körpers wird nur durch die aufgestellten Fersen und die Schultern gehalten.

Jetzt den Po absenken, aber nicht auf dem Boden ablegen. Po wieder wie beschrieben anheben.

3 x 30 Wiederholungen.

Beanspruchte Muskelgruppen:
Gesäß- und Oberschenkelmuskulatur.

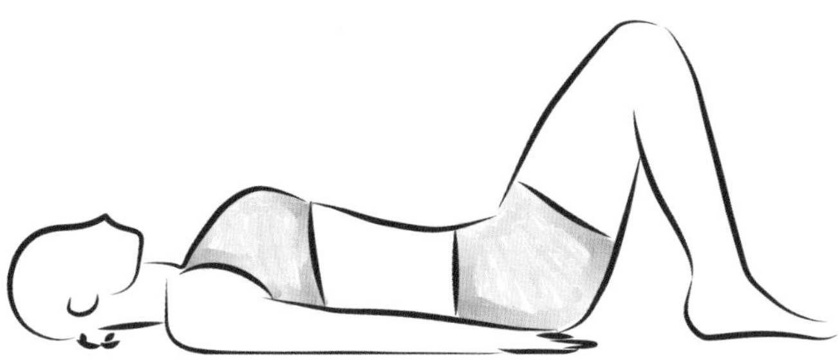

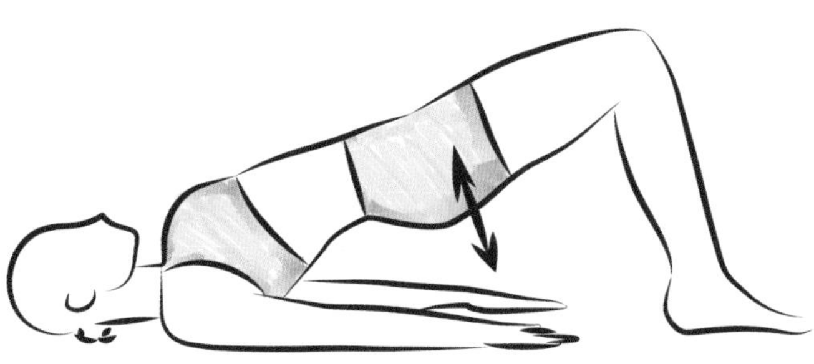

ENTSPANNUNGSÜBUNG: VISUALISIERUNGSÜBUNG

Anspannungen loslassen und Energie tanken.

Nimm dir für diese Übung 10–15 Minuten Zeit. Setze oder lege dich bequem hin und schließe deine Augen. Stimme dich auf eine Zeit der Ruhe und Entspannung ein. Lenke deine Aufmerksamkeit auf deine Atmung und atme mehrmals ruhig und gleichmäßig ein und aus. Lasse all deine Gedanken an den Alltag bewusst los und konzentriere dich nur auf deine Atmung.

Stelle dir bildlich vor, wie du einen Strand entlanggehst. Atme weiterhin tief durch und mit jedem Schritt, den du im angenehmen Sand machst, lässt du bewusst den Alltag hinter dir. Dein Blick geht hinaus aufs Meer zu den Wellen, die kommen und gehen. Deine Gedanken werden im Rhythmus der Wellen mitgetragen und du wirst immer ruhiger und entspannter. Suche dir jetzt einen Platz, an dem du dich hinsetzen möchtest, und fühle den warmen Sand zwischen deinen Zehen. Der Himmel ist strahlend blau, die Luft ist ganz klar und die warmen Sonnenstrahlen berühren deine Haut. Lass diese Bilder in deinem Kopf entstehen. Stelle dir vor, wie es riecht, welche Gefühle in dir aufkommen, wie entspannt du bist und welche Zufriedenheit sich in dir ausbreitet.

Das ist ein Ort, den du jederzeit wieder aufsuchen kannst. Beende diese Fantasiereise mit ganz klaren Bildern im Kopf und komme immer wieder hierhin zurück, um Kraft zu tanken und den Alltag loszulassen.

EINE GUTE Tat AM TAG

Bedanke dich heute bei einem Müllabfuhrmitarbeiter auf der Straße dafür, dass er deine Gegend so sauber hält.

TAG 3

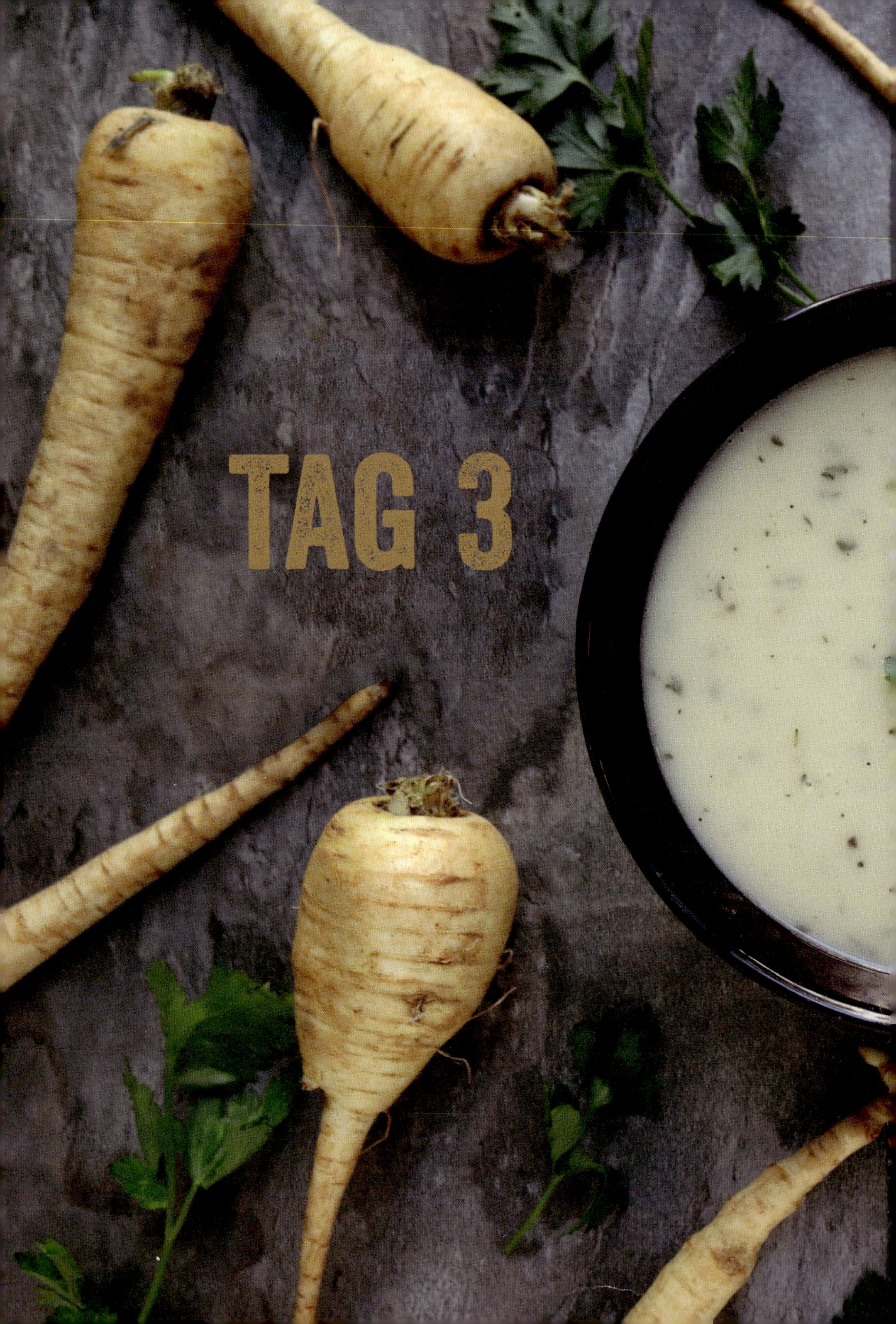

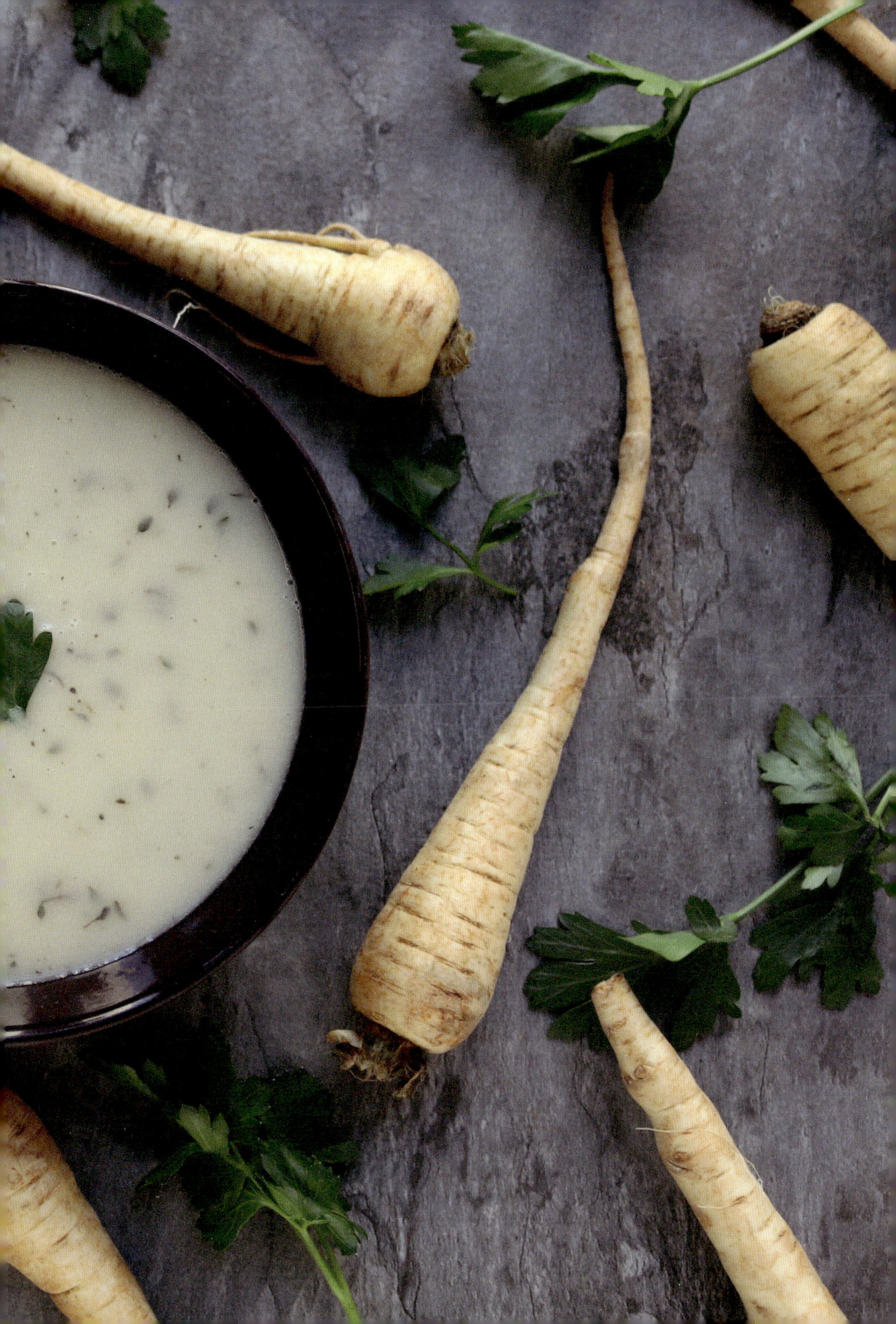

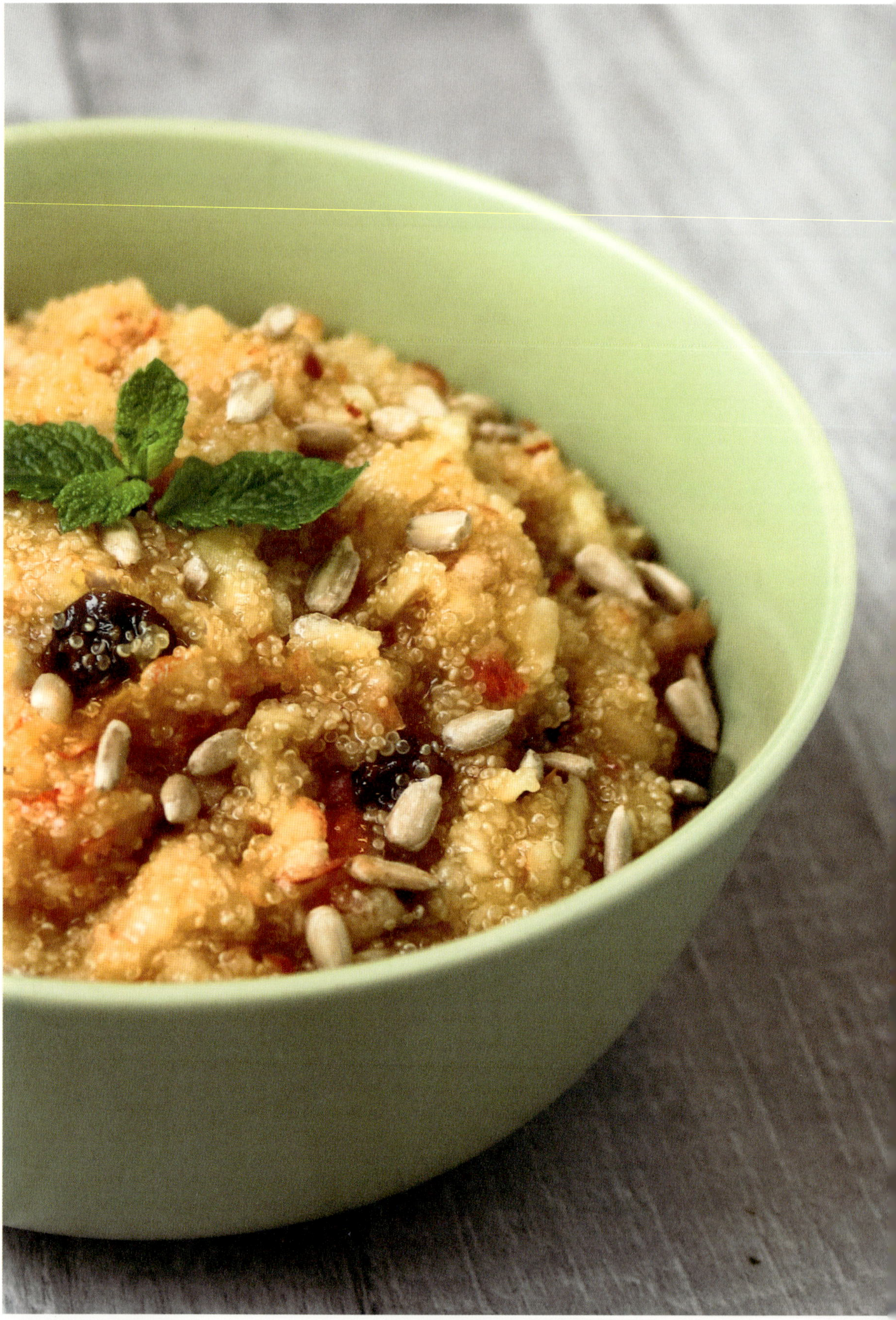

APFEL-AMARANT-BREI
mit Sonnenblumenkernen

ZUTATEN

80 g Amarant
2 Äpfel
2 EL Zitronensaft
½ TL abgeriebene Schale einer Bio-Zitrone
20 g Rosinen
1 TL Agavendicksaft
15 g Sonnenblumen- oder Cashewkerne
einige Blätter frische Minze

GUTE LAUNE · FRÜHSTÜCK

„An apple a day keeps the doctor away." Dieser Spruch hat seine Berechtigung: Obwohl ein Apfel zu 80 Prozent aus Wasser besteht, haben es die restlichen 20 Prozent in sich. Die Frucht enthält über 30 Vitamine und Mineralstoffe, die sich vor allem unter der Schale befinden, weshalb man sie nie entfernen sollte. Sein hoher Ballaststoffanteil unterstützt nicht nur die Verdauung, sondern senkt auch den Cholesterinspiegel und schwemmt Schadstoffe aus dem Körper aus.

ZUBEREITUNG

Amarant nach Packungsangabe kochen und abseihen.

Währenddessen die Äpfel bis auf das Kerngehäuse grob reiben und mit Zitronensaft und -schale, Rosinen, Agavendicksaft und Sonnenblumen- bzw. Cashewkernen vermischen. Mit dem noch heißen Amarant in eine Schüssel geben und gut durchrühren.

Minzblättchen abzupfen und über den Apfel-Amarant-Brei streuen.

Am besten schmeckt dieses Power-Frühstück warm.

AYURVEDISCHES KITCHARI *mit Brokkoli*

ZUTATEN

3 Frühlingszwiebeln
2 Knoblauchzehen
1 EL Kokosöl
80 g Vollkornreis
80 g Linsen (gelb, rot ...)
250 ml Kokosmilch
¼ TL Korianderpulver
1 TL frisch geriebener Ingwer
½ TL Kurkumapulver
3 Karotten
1 großer Brokkoli
3 EL Zitronensaft
1 TL abgeriebene Schale einer Bio-Zitrone
Salz und Pfeffer
Chiliflocken (optional)
1 Handvoll Kresse

Brokkoli ist ein kalorienarmes Gemüse und hält durch den hohen Anteil an Ballaststoffen lange satt. Er liefert viele wichtige Vitamine wie Vitamin C, B-Vitamine, Vitamin K und Folsäure sowie Mineralstoffe wie Kalium, Kalzium, Phosphor, Eisen und Zink. Brokkoli macht die Knochen stark, fördert unsere Gehirnleistung und ist beteiligt an der Bildung des roten Blutfarbstoffs Hämoglobin.

ZUBEREITUNG

Frühlingszwiebeln putzen, Knoblauch schälen und beides klein schneiden. Kokosöl in einem ausreichend großen Topf erhitzen und Zwiebeln und Knoblauch darin glasig dünsten. Vollkornreis und Linsen dazugeben und ebenfalls kurz anschwitzen. Mit 250 ml Wasser aufgießen. Auf kleiner Flamme unter regelmäßigem Rühren köcheln lassen, bis das Wasser verdampft ist.

Jetzt mit Kokosmilch aufgießen und die Gewürze (Koriander, Ingwer, Kurkuma) einrühren. Weiterhin auf kleiner Flamme köcheln lassen.

Karotten reiben und zur Reis-Linsen-Mischung geben. Sobald die Kokosmilch eingedickt ist, testen, ob Reis und Linsen weich sind. Gegebenenfalls etwas Wasser dazugeben und köcheln lassen, bis alles gar ist.

Währenddessen Brokkoli in mundgerechte Stücke zerteilen und in einem Topf in ca. 100 ml Wasser zugedeckt dünsten, bis er bissfest ist.

Brokkoli mit dem Kitchari anrichten und mit Zitronensaft und -schale, Pfeffer, etwas Salz und Chili abschmecken. Mit Kresse garnieren und heiß servieren.

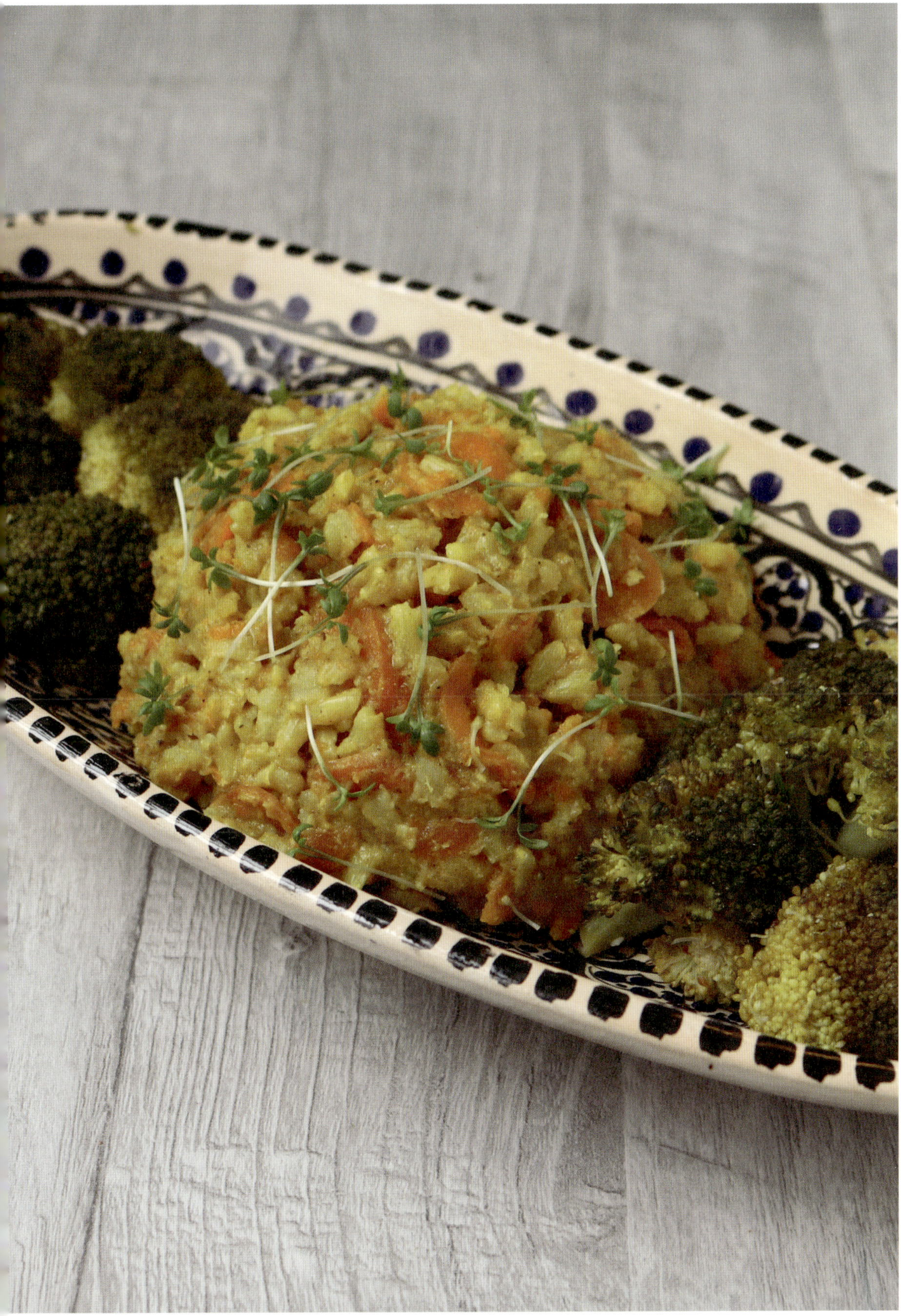

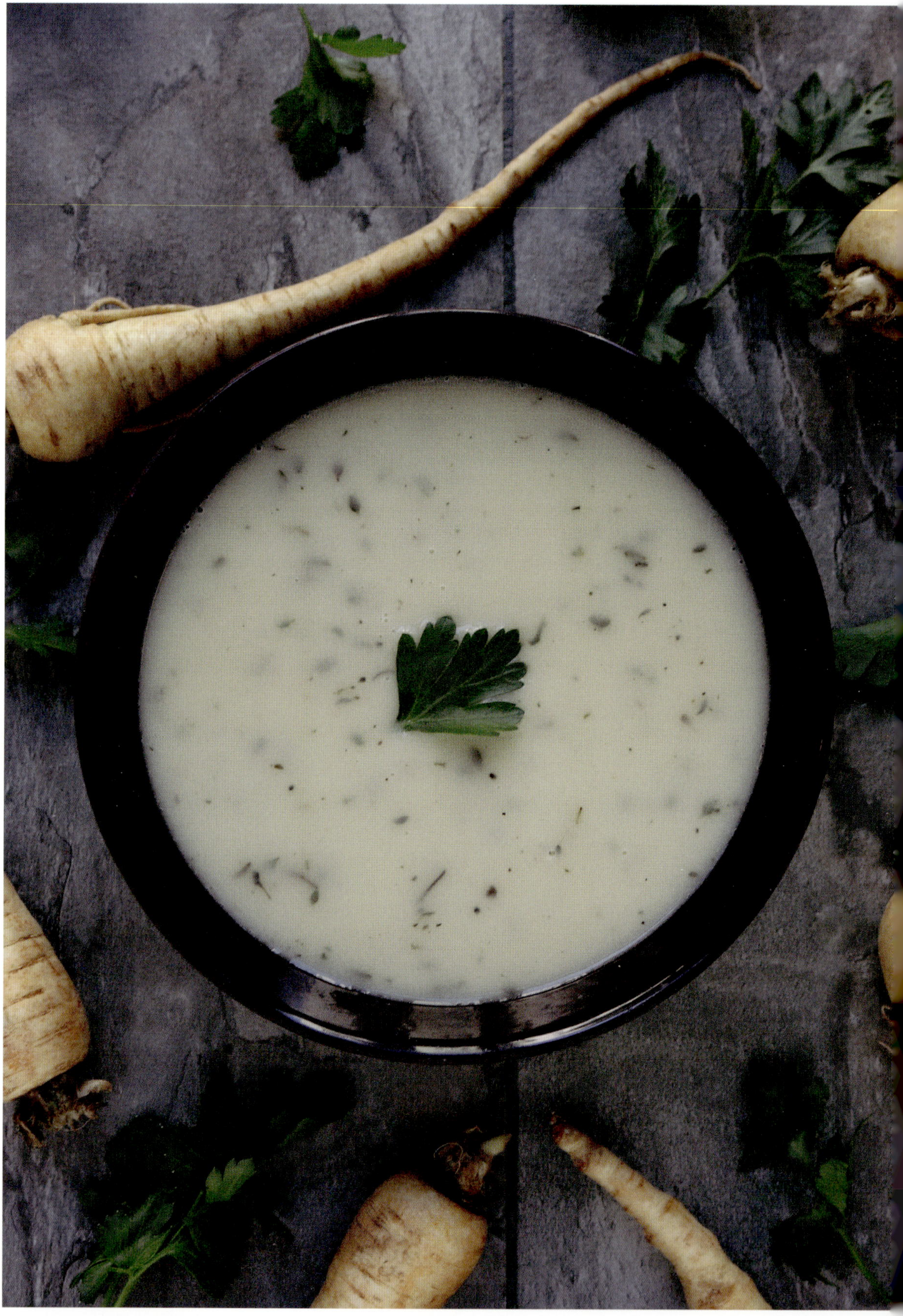

PASTINAKENCREMESUPPE *mit Petersilie*

ZUTATEN

1 große Zwiebel
2 Knoblauchzehen
3–4 EL Pflanzenöl (Olivenöl, Rapsöl …)
3–4 Pastinaken (insgesamt ca. 400 g)
1 mittelgroße Kartoffel
400 ml Gemüsebrühe
1 EL Apfelessig
2 EL Zitronensaft
1 TL abgeriebene Schale einer Bio-Zitrone
Salz und Pfeffer
1 kleines Bund Petersilie

Die Pastinake kann vielseitig zum Einsatz kommen. Die frische Wurzel wird gern bei Fieber und als harntreibendes und verdauungsförderndes Mittel verabreicht. Gerade während der Basenkur können mit ihrer Hilfe Schlacken und Schadstoffe besser ausgeschieden werden. Auch die Petersilie ist mehr als nur Dekoration: Vitalstoffreich wie ein Multivitaminpräparat ist sie für die Gesundheit oft nützlicher als die Speise, die sie schmückt.

ZUBEREITUNG

Zwiebel und Knoblauch schälen und würfeln. Öl in einem großen Topf erhitzen und Zwiebel und Knoblauch darin glasig dünsten. Pastinaken und Kartoffel schälen, grob schneiden und ebenfalls in den Topf geben. Ein paar Mal umrühren. Dann mit der Gemüsebrühe aufgießen und alles bei mittlerer Hitze ca. 20 Minuten köcheln lassen, bis die Kartoffel und die Pastinaken gar sind. Den Topf von der Herdplatte nehmen und die Suppe mit einem Pürierstab cremig pürieren.

Jetzt mit Apfelessig, Zitronensaft und -schale, Pfeffer und etwas Salz abschmecken. Zum Schluss Petersilie (einige Blätter für die Garnitur zurückhalten) fein hacken und unter die Suppe rühren. Mit den zurückgelegten Petersilienblättchen garnieren.

TIPP: Statt 400 ml Gemüsebrühe können auch 400 ml Wasser und 1 Gemüsebrühwürfel guter Qualität verwendet werden.

VARIANTE: Je nach Saison kann statt Pastinaken auch anderes Wurzelgemüse wie Karotte oder Sellerie verwendet werden. Auch mit Kürbis schmeckt die Suppe hervorragend.

BEWEGUNGSÜBUNG: DAS BOOT

Setze dich auf den Boden und stelle die Füße etwa hüftbreit auf. Achte darauf, dass der untere Rücken gerade bleibt, hebe das Brustbein an und schiebe es nach vorn oben. Ziehe die Schultern nach hinten und bringe die Schulterblätter zusammen. Lege die Arme in die Kniekehlen.

Hebe nun die Füße und halte die Unterschenkel waagrecht zum Boden und in einem etwa 90-Grad-Winkel zum Oberschenkel. Spanne den Bauch an und strecke die Arme parallel zu den Beinen gerade nach vorn. Die Handinnenflächen zeigen zu den Knien, der Rücken ist gerade durchgestreckt und der Blick nach vorn gerichtet. Strecke jetzt die Beine gerade nach vorn durch und lehne dich weiter nach hinten. Der Bauch ist fest, der Rücken gerade. Dann ziehe dich wieder in der Mitte zusammen.

3 x 15 Wiederholungen.

Beanspruchte Muskelgruppen: Bauchmuskulatur und Hüfte.

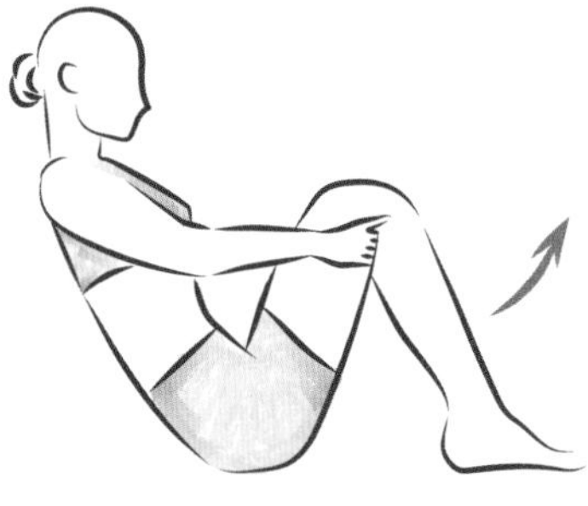

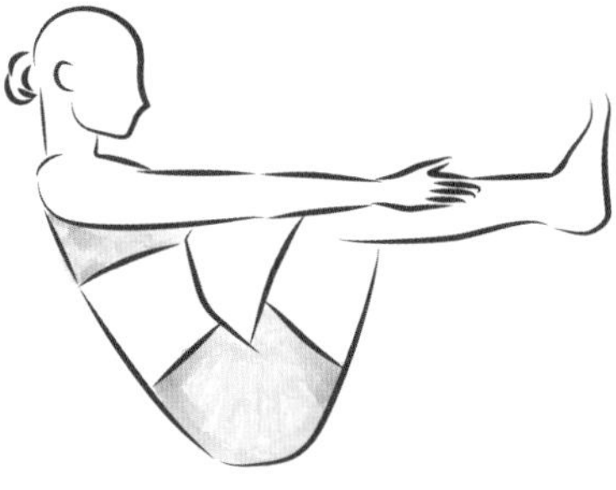

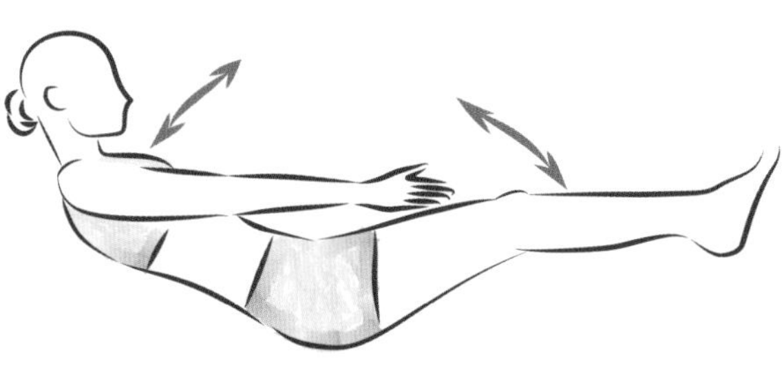

ENTSPANNUNGSÜBUNG: LOCKERUNGSÜBUNG

Anspannungen loslassen und Gelassenheit gewinnen.

Setze dich bequem hin und schließe die Augen. Nun beginne beim Kopf und lasse die Muskeln nach und nach bewusst ganz locker. Lasse deinen Unterkiefer sinken, die Arme und Schultern sind entspannt. Die Finger liegen ganz locker auf deinen Oberschenkeln – jeder kleinste Muskel ist entspannt. Stelle die Füße bewusst auf den Boden, lasse dabei die Ober- und Unterschenkel locker. Wackle ein bisschen mit den Zehen, spüre, wie die Füße sich entspannen. Du fühlst, wie sich der ganze Körper entspannt. Die Atmung wird automatisch tiefer und langsamer. Ruhe durchströmt deinen Körper und Gelassenheit zieht ein. Bleibe 5 Minuten in dieser entspannten Situation. (Diese Übung kannst du gern auch im Liegen machen.)

EINE GUTE *Tat* AM TAG

Schenke einem Obdachlosen ein Rubbellos.

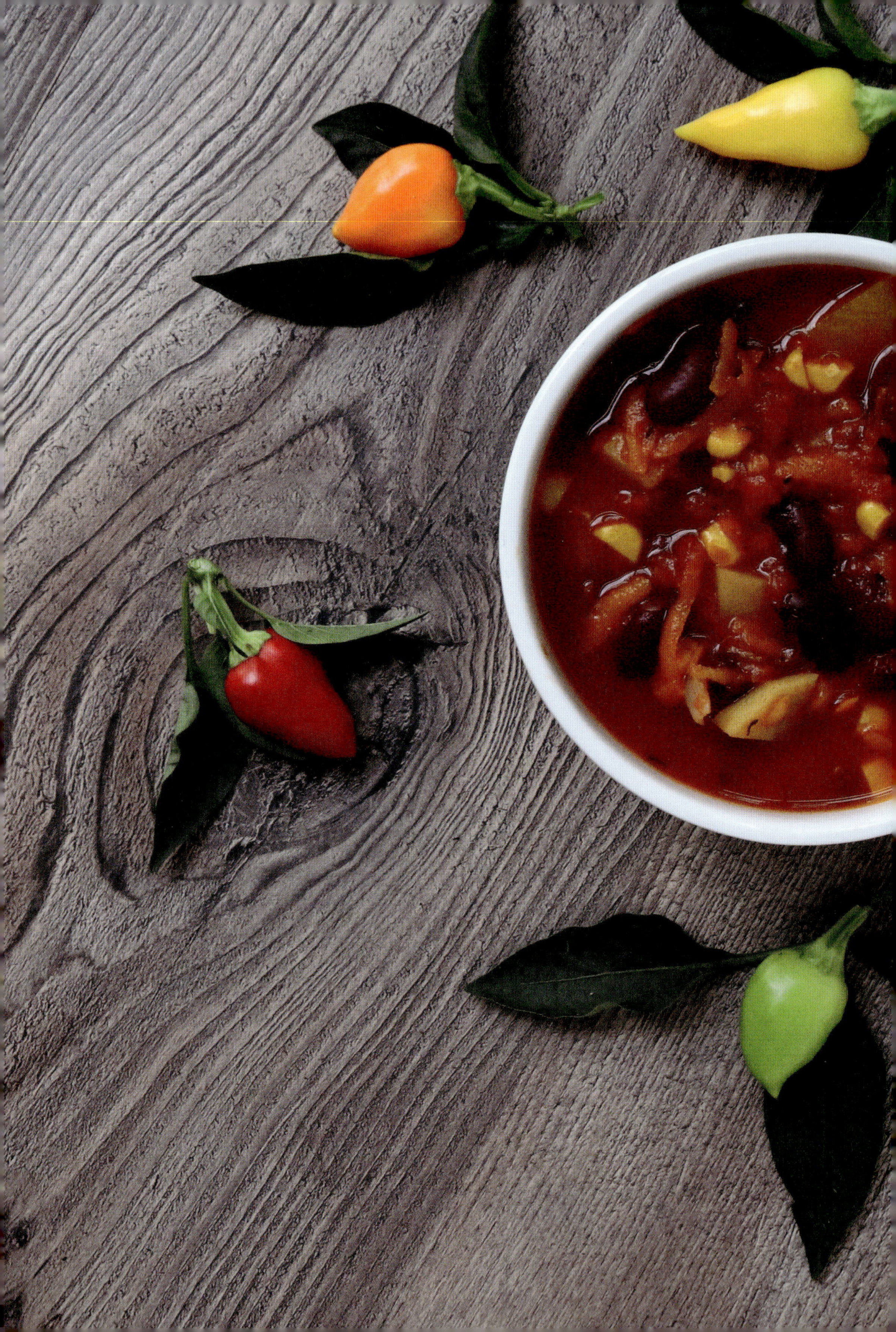

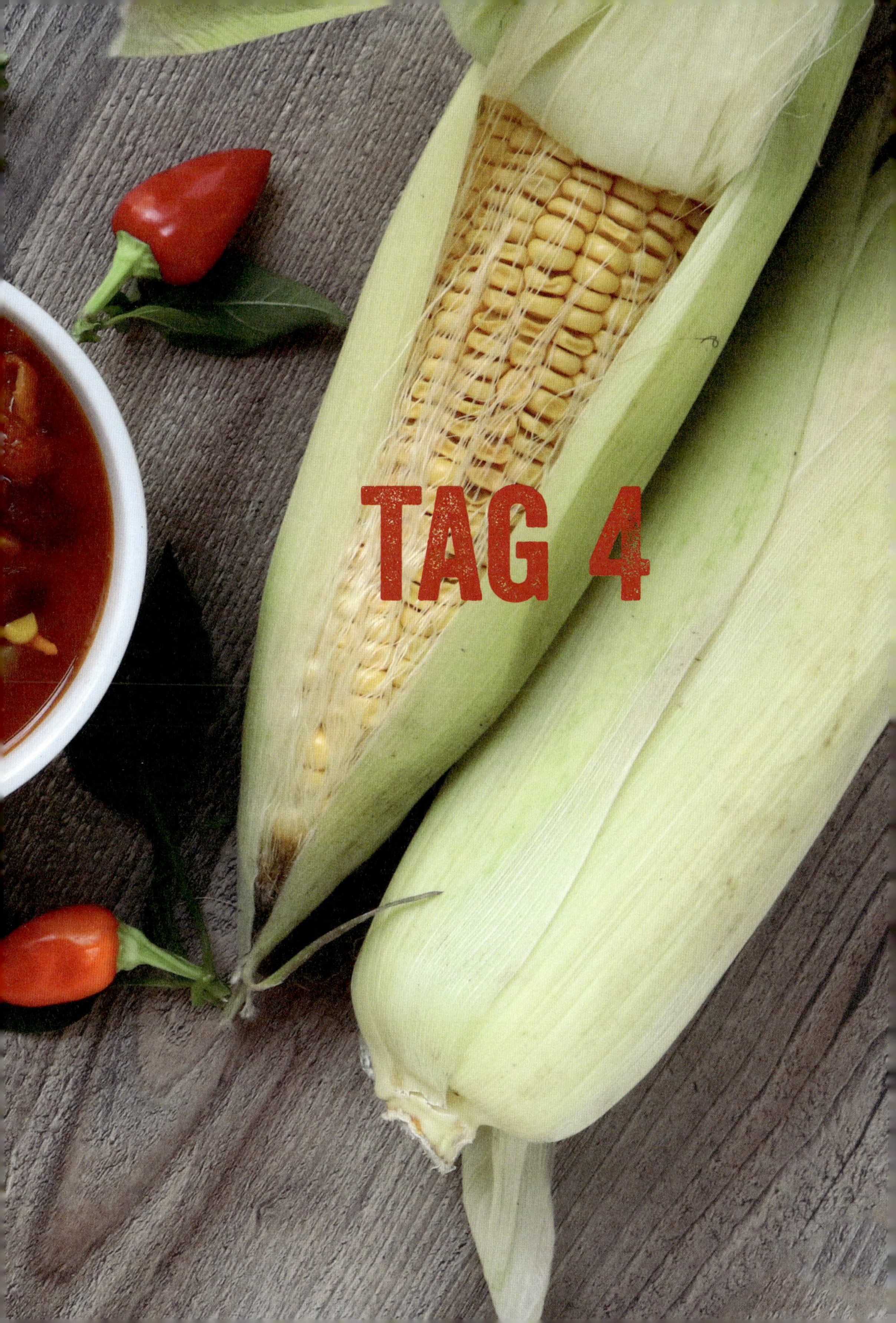

TAG 4

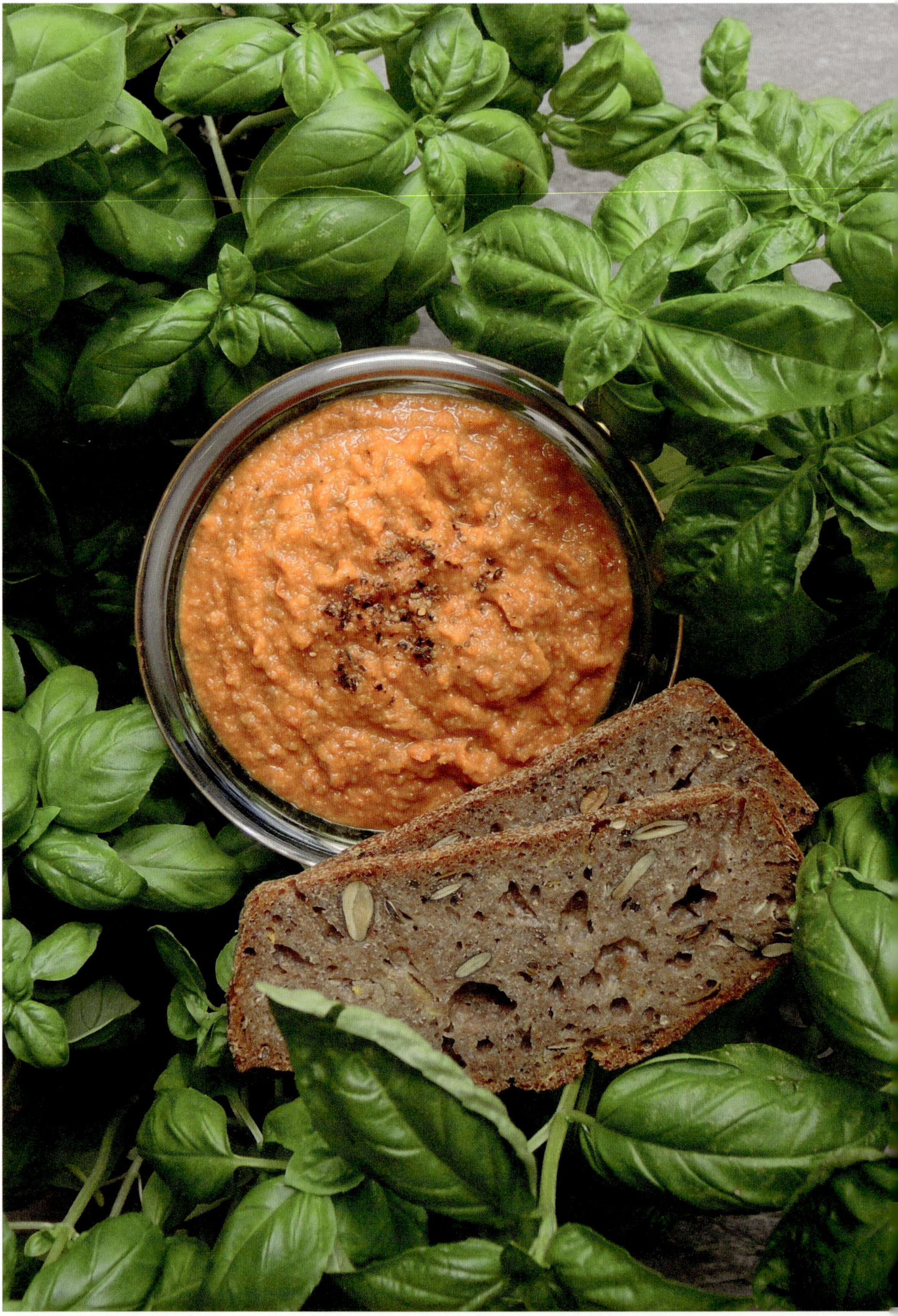

KAROTTEN-TOMATEN-
Aufstrich

ZUTATEN

1 Zwiebel

1 Knoblauchzehe (optional)

6 EL Olivenöl

3 Karotten

30 g Sonnenblumenkerne

6 getrocknete Tomatenhälften (aus dem Glas)

2 EL Zitronensaft

1 TL abgeriebene Schale einer Bio-Zitrone

Salz und Pfeffer

2 Handvoll buntes Gemüse (wahlweise Karotte, Gurke, Kohlrabi ...)

„Iss eine Karotte, damit du besser siehst!" Schon die Großeltern wussten um die gesundheitsfördernden Eigenschaften der Karotte. Ihr hoher Gehalt an Carotin – eine Vorstufe von Vitamin-A – ist maßgeblich am Sehvorgang beteiligt. Außerdem brauchen wir es für die Zellerneuerung und für die Immunabwehr.

ZUBEREITUNG

Zwiebel und Knoblauch schälen und klein schneiden. 2 EL Olivenöl in einem Topf erhitzen und Zwiebel und Knoblauch darin anschwitzen, bis sie glasig sind. Karotten ebenfalls klein schneiden und in den Topf geben. Ein paar Mal umrühren, dann mit einem Schuss Wasser ablöschen und dünsten, bis die Karotten weich sind.

Währenddessen die Sonnenblumenkerne in einer Pfanne ohne Fett leicht anrösten. Sobald sie Farbe bekommen, schnell von der Platte nehmen und beiseitestellen.

Karotten und alle übrigen Zutaten bis auf das bunte Gemüse und die Kräuter in ein hohes Gefäß geben und mit dem Pürierstab fein pürieren. Mit Pfeffer und etwas Salz abschmecken.

Das Gemüse bei Bedarf schälen und in Sticks schneiden. Aufstrich mit grob gemahlenem Pfeffer bestreuen und mit den Gemüsesticks servieren.

TIPP: Dazu passen hervorragend ein, zwei Scheiben unseres köstlichen Buchweizenbrotes (siehe Rezept Seite 136). Wer mag, kann auch zu Vollkornknäckebrot greifen.

BASENBOWL mit Tahina-Dressing

ZUTATEN

1 grüne Paprika
2 Karotten
1 kleiner Blumenkohl
1 rote Zwiebel
4 EL Olivenöl
Salz und Pfeffer
200 g gegarte Kichererbsen (Abtropfgewicht)

Dressing

1 EL Tahina (Sesampaste)
2 EL Sesamöl
1 TL Agavendicksaft
4 EL Zitronensaft
2 EL Wasser
1 TL abgeriebene Schale einer Bio-Zitrone
Salz und Pfeffer

Kichererbsen haben eine ausgezeichnete Aminosäuren-Zusammensetzung. Aminosäuren zählen zu den kleinen Eiweißbausteinen, aus denen zum Beispiel unsere Muskeln, Blutbestandteile, Enzyme und Zellwände aufgebaut sind. Da unser Körper nicht in der Lage ist, alle notwendigen Aminosäuren selbst herzustellen, müssen wir einige von ihnen mit der Nahrung zuführen. Kichererbsen bieten hier eine gute Möglichkeit.

ZUBEREITUNG

Backofen auf 180 °C Ober-/Unterhitze vorheizen. Paprika, Karotten, Blumenkohl und Zwiebel bei Bedarf schälen und putzen und in mundgerechte Stücke schneiden. Mit Olivenöl, Pfeffer und etwas Salz auf einem Backblech verteilen. Im vorgeheizten Ofen ca. 30 Minuten garen. Gemüse nach der Hälfte der Zeit wenden. Anschließend aus dem Ofen nehmen und abkühlen lassen.

Währenddessen für das Dressing Tahina, Sesamöl, Agavendicksaft, Zitronensaft und Wasser gut miteinander vermischen. Mit Zitronenschale, Pfeffer und etwas Salz abschmecken.

Kichererbsen abtropfen lassen und mit dem ausgekühlten Gemüse in Schüsseln anrichten. Mit dem Tahina-Dressing marinieren – schon ist die Basenbowl fertig!

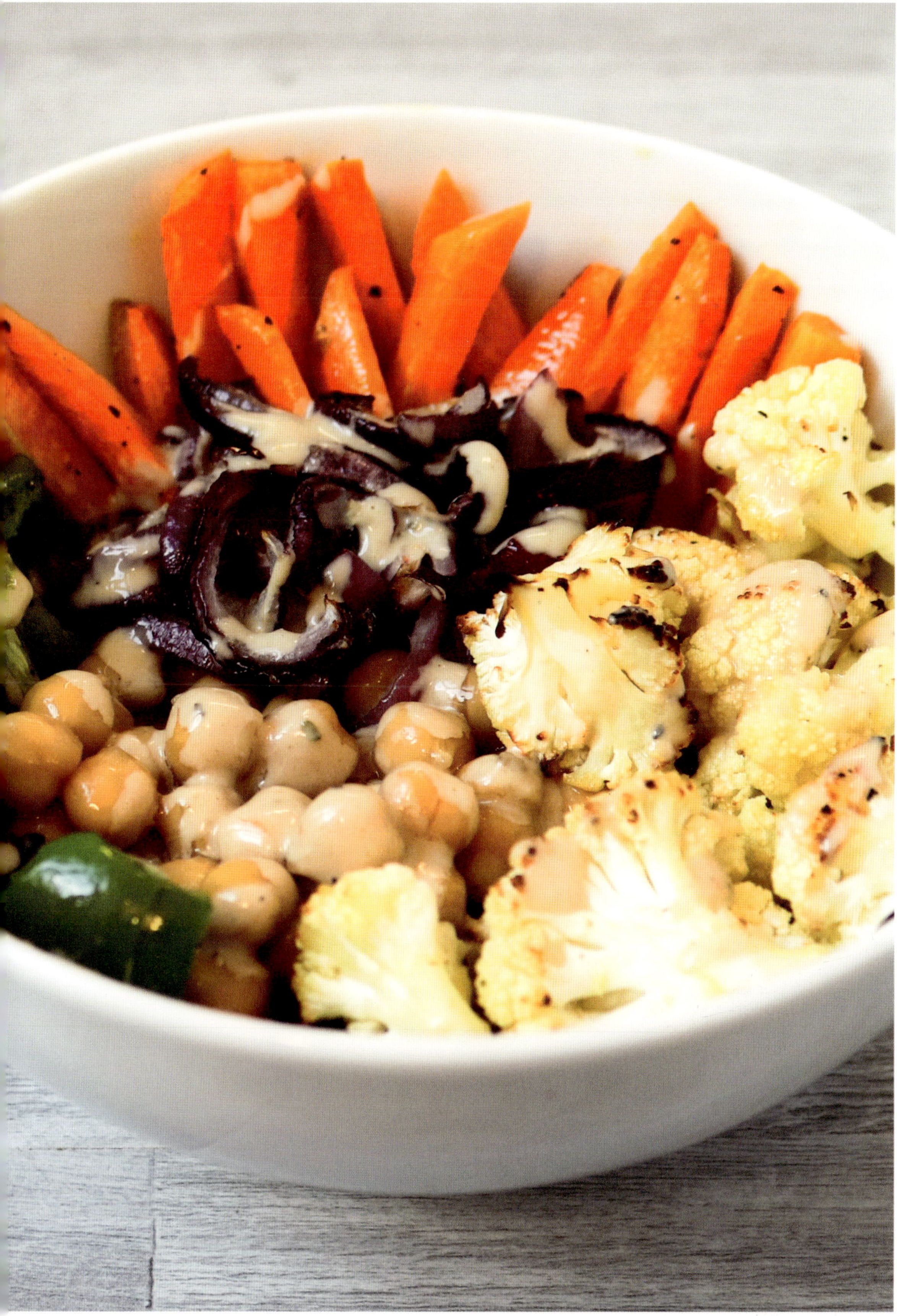

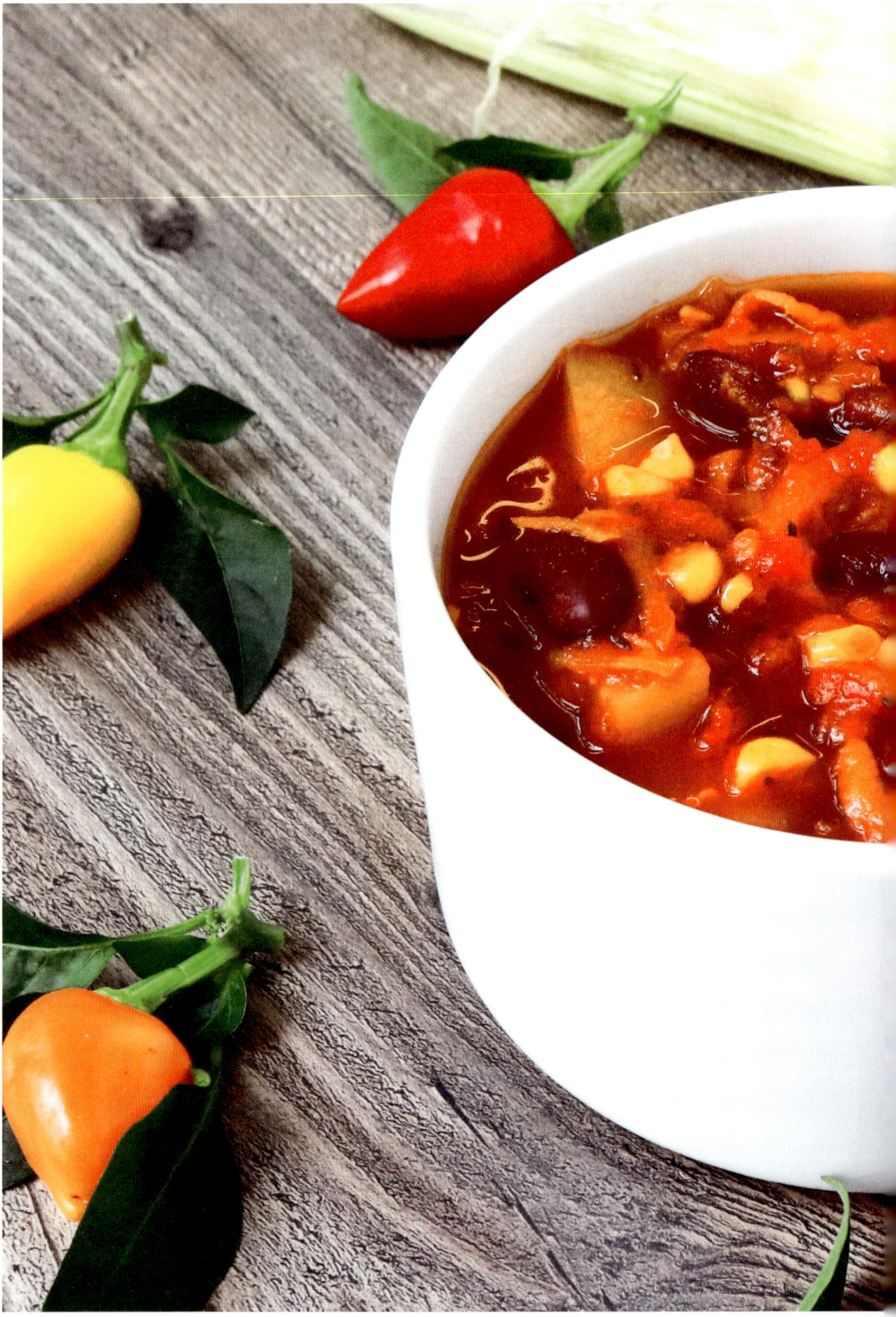

CHILI SIN CARNE

ZUTATEN

1 rote Zwiebel
1–2 Knoblauchzehen
2 EL Olivenöl
2 Kartoffeln (vorwiegend festkochend)
250 g gehackte Tomaten (aus dem Glas)
2 Karotten
200 g gegarte Kidneybohnen (Abtropfgewicht)
1 EL süßes Paprikapulver (bei scharfer Variante weniger)
1 TL getrockneter Majoran
1 TL getrockneter Oregano
1 EL Balsamicoessig
1 rote Paprika
100 g gegarter Mais (Abtropfgewicht)
3 EL Zitronensaft
1 TL abgeriebene Schale einer Bio-Zitrone
Salz und Pfeffer

Wie alle Hülsenfrüchte warten Kidneybohnen mit einer großen Portion pflanzlichem Eiweiß und Ballaststoffen auf – perfekt für alle, die sich gern satt essen und dabei nicht zunehmen wollen. Pflanzliches Eiweiß ist viel leichter verdaulich als tierisches, enthält gute Säuren und ist an vielen Stoffwechselprozessen beteiligt.

ZUBEREITUNG

Zwiebel und Knoblauch schälen und klein schneiden. Olivenöl in einem großen Topf erhitzen und Zwiebel und Knoblauch darin anschwitzen, bis sie glasig sind. Kartoffeln schälen, in kleine Würfel schneiden und in den Topf geben. Mit den gehackten Tomaten auffüllen.

Karotten grob reiben. Kidneybohnen abtropfen lassen. Nach und nach zuerst geriebene Karotten, dann Bohnen, Gewürze (Paprikapulver, Majoran, Oregano) und Balsamicoessig in die Tomaten-Kartoffel-Masse rühren. Auf kleiner Flamme köcheln lassen, bis die Kartoffelwürfel gar sind und die Flüssigkeit eingedickt ist.

Paprika putzen und in kleine Stücke schneiden. Mais abtropfen lassen. Beides in den Topf geben. Erneut erwärmen und zum Schluss mit Zitronensaft und -schale, Pfeffer und etwas Salz abschmecken.

BEWEGUNGSÜBUNG: LIEGESTÜTZ-CRUNCHES

Gehe in die Liegestützposition und achte darauf, dass die Arme durchgestreckt sind. Die Fingerspitzen schauen nach vorn und die Ellenbogen nach außen. Spanne den Bauch fest an und halte den Po so hoch, dass sich von den Fersen bis zu den Schulterblättern eine Diagonale ergibt.

Nun ziehe abwechselnd das linke und das rechte Knie Richtung Bauchnabel. Die Zehenspitzen dabei gestreckt und den Rücken gerade halten. Achte darauf, gleichmäßig zu atmen.

3 x 20 Wiederholungen.

Beanspruchte Muskelgruppen: Gesamter Körper.

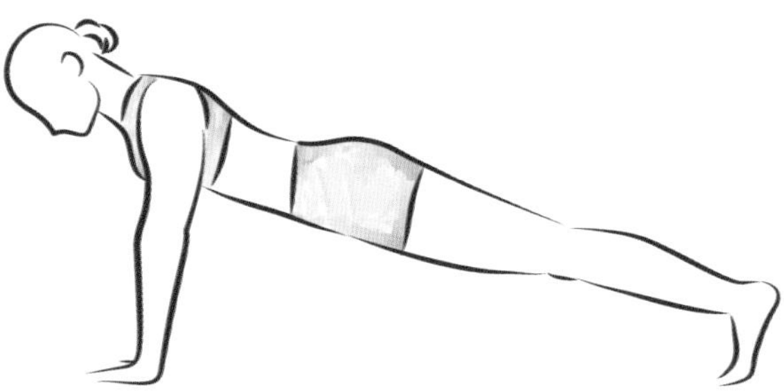

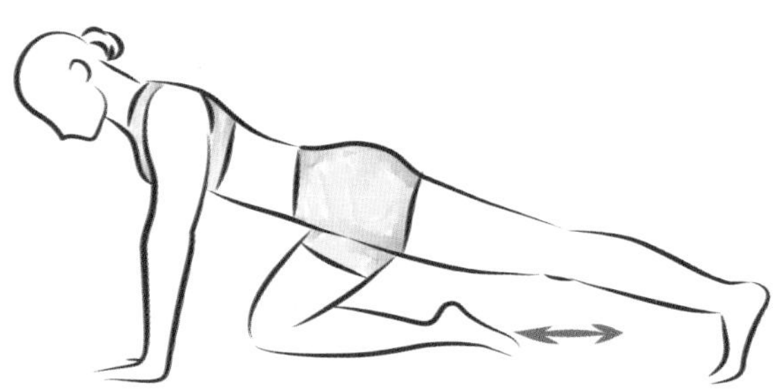

ENTSPANNUNGSÜBUNG: GUTE LAUNE

Wie man Stress und schlechte Laune einfach weglächelt.

Für diese Übung brauchst du nur 90 Sekunden Zeit und ein bisschen Selbstironie. Beim ersten Mal ist es hilfreich, diese Übung vor einem Spiegel zu machen – das unterstützt den positiven Effekt. Richte dich auf, der Kopf schaut nach vorn, strecke die Brust raus und ziehe die Mundwinkel nach oben. Was du jetzt machst, ist ein „Fake-Lächeln". Dieses erzwungene Lachen wirkt Wunder. Bleibe jetzt 90 Sekunden in diesem „lächerlichen" Zustand. Wenn du dich dabei im Spiegel beobachtest, wirst du wahrscheinlich automatisch beginnen zu lachen. Vielleicht fühlst du dich ein bisschen unwohl und die Situation wirkt grotesk. Aber das Erstaunliche ist: Auch beim gefälschten Lächeln sendet der Körper nach ca. 1 Minute jede Menge Glückshormone aus.

Du wirst merken, dass du dich danach ein wenig glücklicher fühlst.

EINE GUTE Tat AM TAG

Miste deinen Kleiderschrank aus und spende die Sachen einer seriösen Organisation. Ordnung im Schrank sorgt für Ordnung im Kopf und du machst zusätzlich jemandem eine Freude.

TAG 5

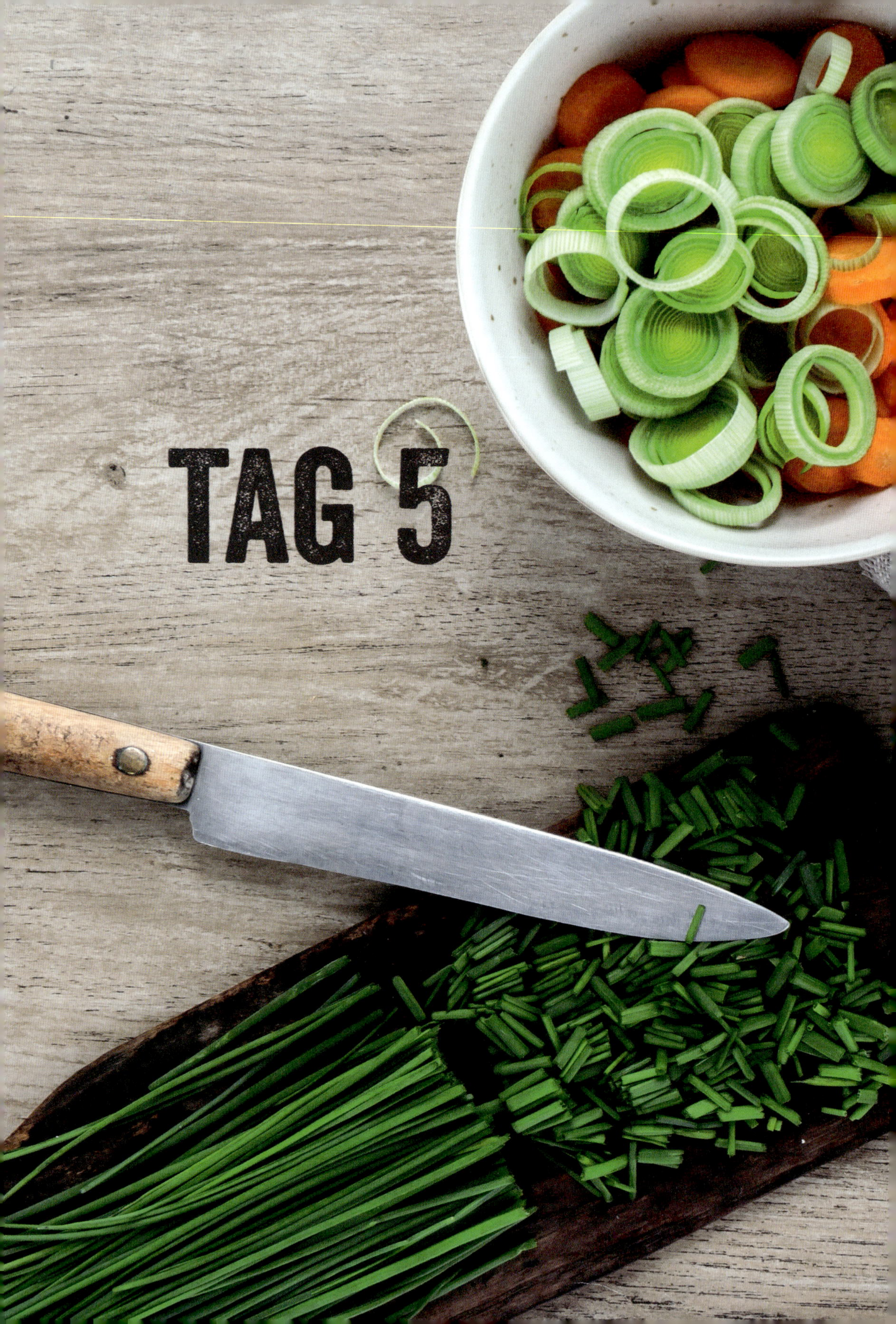

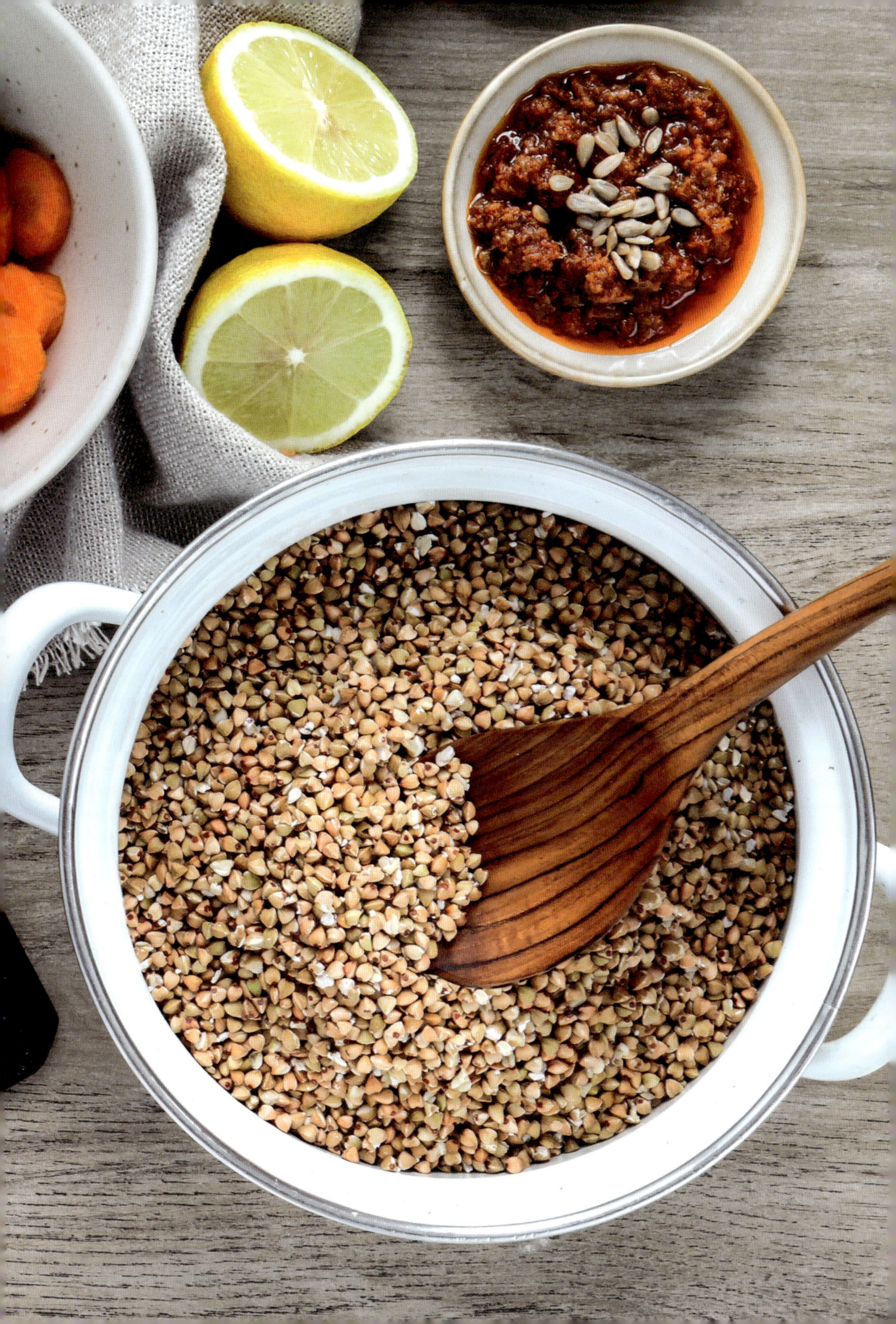

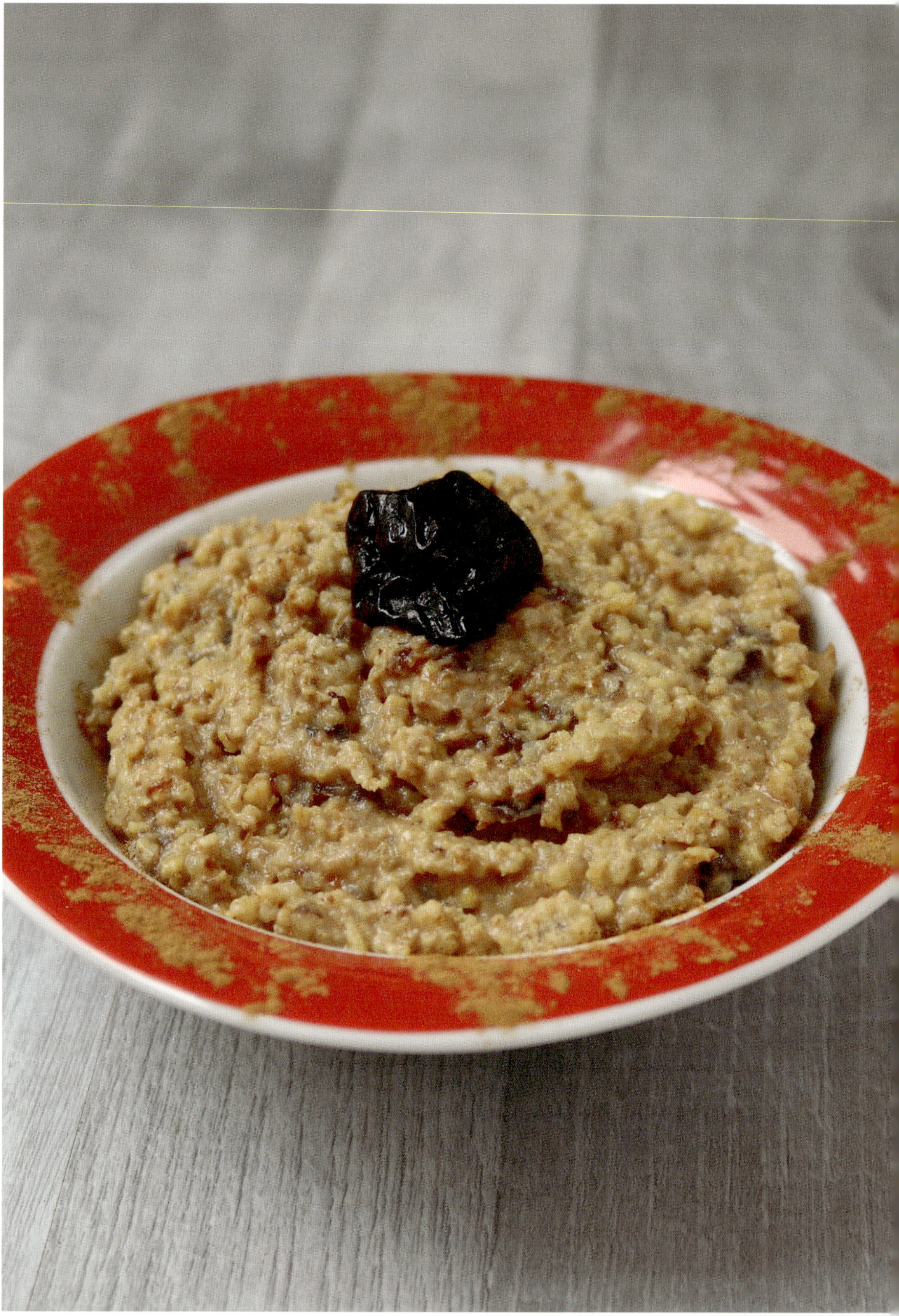

HIRSEPORRIDGE
mit Trockenpflaumen

ZUTATEN

120 g Hirse

250 ml Kokosmilch

1 TL Zimt plus mehr zum Garnieren

100 g Trockenpflaumen

2 EL Zitronensaft

½ TL abgeriebene Schale einer Bio-Zitrone

VOLLER POWER in den TAG

Die Hirse ist eine der wenigen glutenfreien Getreidesorten, weshalb sie sehr gut vertragen wird und im Organismus keinen Schleim bildet. Sie ist besonders reich an Spurenelementen und Mineralstoffen wie Silizium, Eisen und Magnesium. Das ist gut für unsere Knochen, Gelenke, Haut, Haare und Nägel.

ZUBEREITUNG

Hirse mit Kokosmilch, Zimt und 100 ml Wasser nach Packungsangabe kochen, dann vom Herd ziehen.

Trockenpflaumen bis auf zwei Stück klein schneiden, zur Hirse geben und 5–10 Minuten mit geschlossenem Deckel ziehen lassen.

Mit Zitronensaft und -schale abschmecken, mit den übrigen Trockenpflaume garnieren, nach Wunsch mit Zimt garnieren und am besten noch warm genießen.

BUCHWEIZEN MIT *Wurzelgemüse und Pesto*

ZUTATEN

150 g Buchweizen
1 Stange Lauch
400 g Wurzelgemüse (Knollensellerie, Karotte, Pastinake ...)
3 EL Olivenöl
Salz und Pfeffer
einige Halme Schnittlauch

Tomatenpesto

1 Knoblauchzehe
8 getrocknete Tomatenhälften (aus dem Glas)
30 g Sonnenblumenkerne
3 EL Olivenöl
2 EL Zitronensaft
1 TL abgeriebene Schale einer Bio-Zitrone

Sellerie ist viel mehr als nur ein Suppengemüse. Er ist eine uralte Naturheilpflanze und wird auch heute noch als solche verwendet: gegen Bluthochdruck, als Verdauungsförderer, gegen rheumatische Beschwerden, gegen Gicht und zum Entwässern. Verantwortlich ist der hohe Kaliumgehalt, der dafür sorgt, dass vermehrt Harn produziert und ausgeschieden wird. Das hat eine besonders reinigende Wirkung auf unser System und erzielt gerade während einer Basenkur einen stark entgiftenden Effekt. Heute solltest du also besonders darauf achten, ausreichend zu trinken.

ZUBEREITUNG

Buchweizen nach Packungsangabe kochen und abseihen. In eine große Schüssel geben und beiseitestellen.

Während der Buchweizen gart, den Lauch putzen und in Stücke schneiden. Das Wurzelgemüse schälen und in kleine Würfel schneiden. Olivenöl in einem Topf erhitzen und den Lauch darin anbraten. Wurzelgemüse dazugeben und mitbraten, bis alles gar ist.

Für das Pesto Knoblauch schälen, mit allen anderen Zutaten in ein hohes Gefäß geben und mit einem Pürierstab fein pürieren.

Wurzelgemüse und Pesto mit dem Buchweizen vermischen. Mit Pfeffer und etwas Salz abschmecken. Schnittlauch fein hacken und über das Gericht streuen.

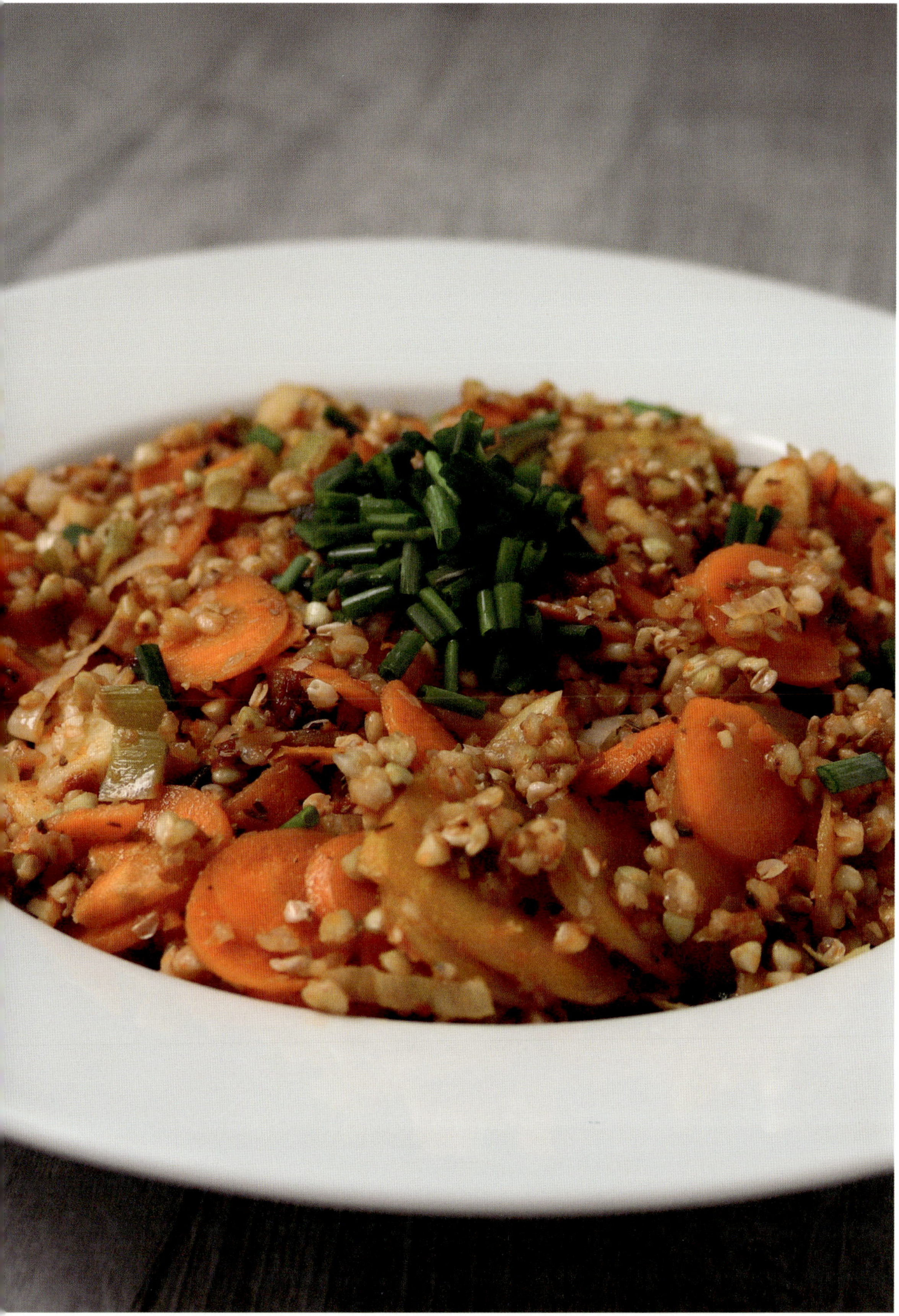

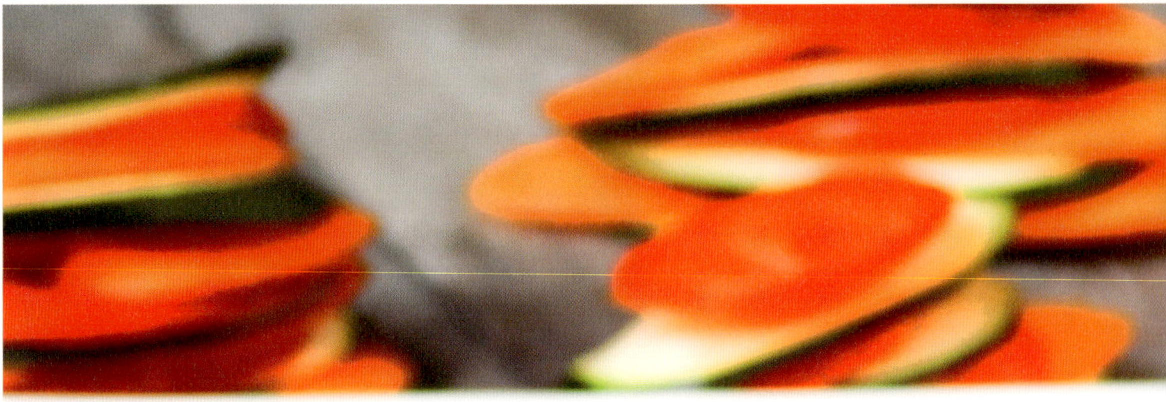

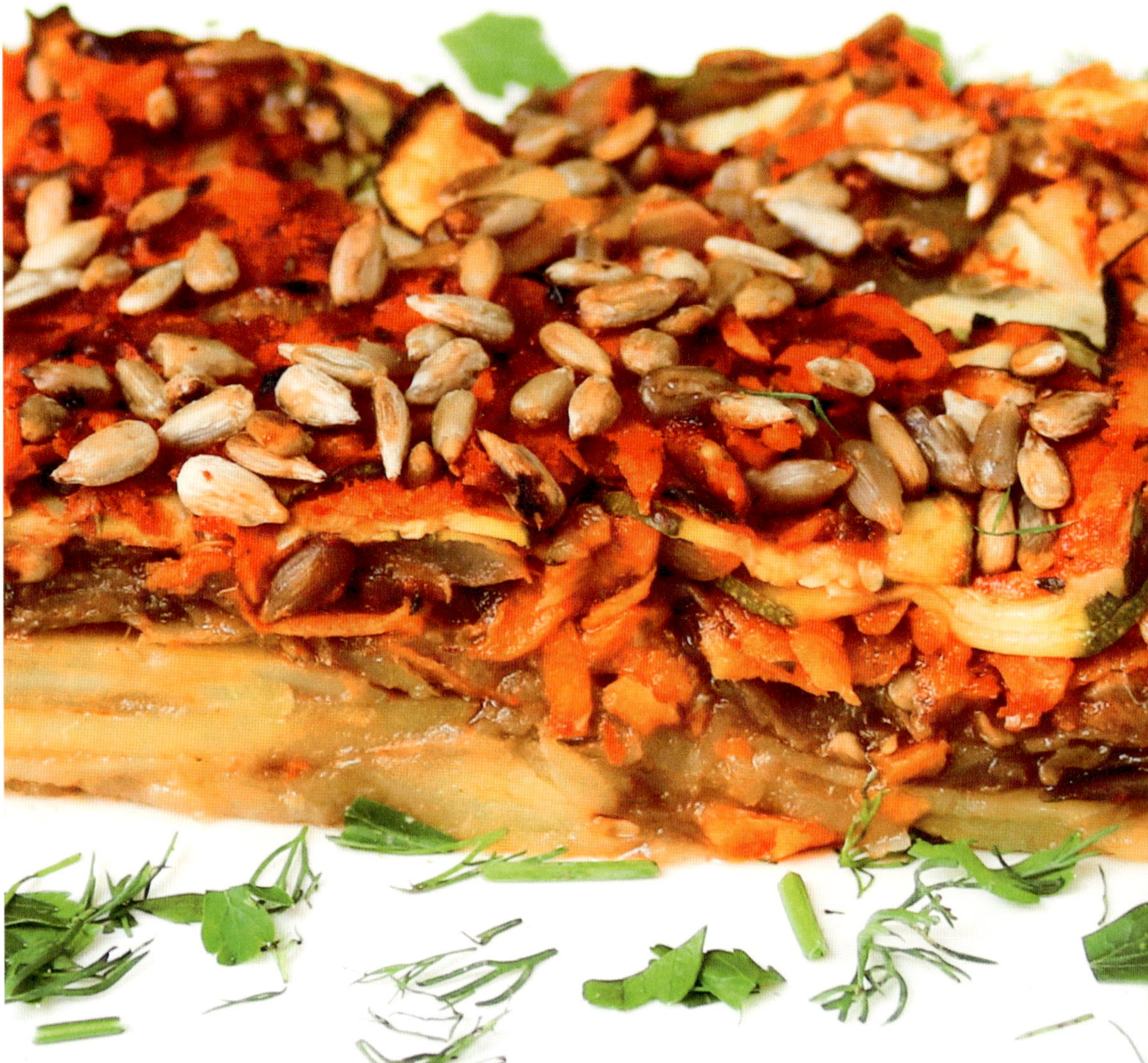

GEMÜSELASAGNE

ZUTATEN

Tomatensauce

1 Zwiebel

2 Knoblauchzehen

2 EL Olivenöl

250 g gehackte Tomaten (aus dem Glas)

1 Karotte

1 TL getrockneter Thymian

1 TL getrockneter Oregano

2 EL Zitronensaft

1 TL abgeriebene Schale einer Bio-Zitrone

Salz und Pfeffer

2 große Kartoffeln

1 große Zucchini

1 große Aubergine

Salz und Pfeffer

1 Handvoll Sonnenblumenkerne

1 Handvoll frische Kräuter

Auberginen enthalten sehr viele Flavonoide, die zahlreiche gesundheitsfördernde Wirkungen besitzen: Man sagt ihnen nach, gefäßschützend, ödemprotektiv und besonders positiv auf Herz und Kreislauf zu wirken. Man sollte sie unbedingt immer mit Schale essen, da sich der Großteil der Vitamine und Mineralstoffe direkt darunter befindet.

ZUBEREITUNG

Für die Tomatensauce Zwiebel und Knoblauch schälen und klein schneiden. Olivenöl in einer Pfanne erhitzen und Zwiebel und Knoblauch darin glasig anschwitzen. Mit gehackten Tomaten auffüllen. Karotte reiben, dazugeben und alles auf kleiner Flamme köcheln lassen. Kräuter in die Sauce rühren und mit Zitronensaft und -schale, Pfeffer und etwas Salz abschmecken.

Backofen auf 180 °C Ober-/Unterhitze vorheizen. Nun Kartoffeln, Zucchini und Aubergine in dünne Scheiben (2–3 mm dick) schneiden, in eine Schüssel geben und mit Pfeffer und etwas Salz vermischen.

Die Hälfte des Gemüses in eine Auflaufform schichten und mit der Hälfte der Tomatensauce übergießen. Vorgang wiederholen. Lasagne mit Sonnenblumenkernen bestreuen und im vorgeheizten Ofen ca. 40 Minuten backen. Herausnehmen, nach Wunsch mit Kräutern garnieren und heiß servieren.

BEWEGUNGSÜBUNG: PLANKEN

Lege dich auf den Bauch. Stelle die Zehenspitzen auf und drücke dich vom Boden weg. Die Unterarme liegen auf dem Boden, die Fingerspitzen zeigen nach vorn, Ober- und Unterarm bilden einen 90-Grad-Winkel. Der Kopf ist in Verlängerung der Wirbelsäule, der Blick ist nach unten gerichtet. Der Körper ist eine Gerade. Halte diese Position für 1 Minute.

3 x 1 Wiederholung.

Beanspruchte Muskelgruppen: Gesamter Körper.

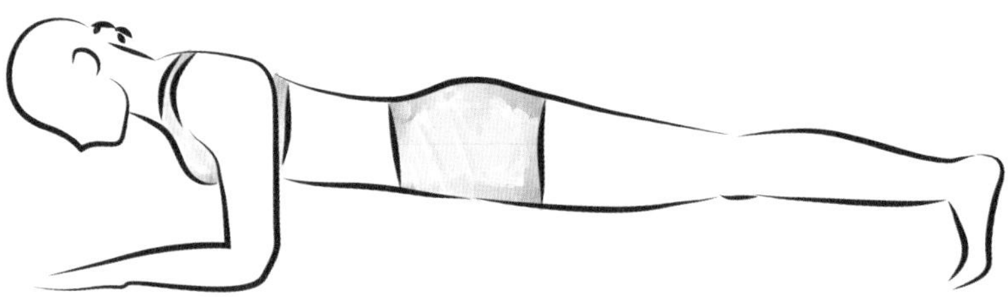

ENTSPANNUNGSÜBUNG: NICHTS

Diese Übung ist wahrscheinlich die herausforderndste aller bisherigen Übungen: Nichts tun.

Nimm dir 15 Minuten Zeit und tue einfach gar nichts. Setze dich auf einen gemütlichen Stuhl oder lege dich sogar hin. Vielleicht hast du die Möglichkeit, ein angenehmes Licht anzumachen oder Kerzen zu entzünden. Achte darauf, dass du deine Ruhe hast und keine Hintergrundgeräusche deine Stille stören. Keine Musik, kein Buch, keine anderen Menschen. Nur du und sonst nichts. Du wirst merken, dass diese Übung gar nicht so leicht ist. Wir sind es nämlich gewohnt, ständig abgelenkt zu sein, und das ist unheimlich anstrengend für den Geist. Mit dieser Übung können sich die Gedanken wieder von allein sammeln, der Geist beruhigt sich und du kannst daraus neue Energie schöpfen.

EINE GUTE *Tat* AM TAG

Bezahle für die Person am Schalter hinter dir das U-Bahn- oder Busticket.

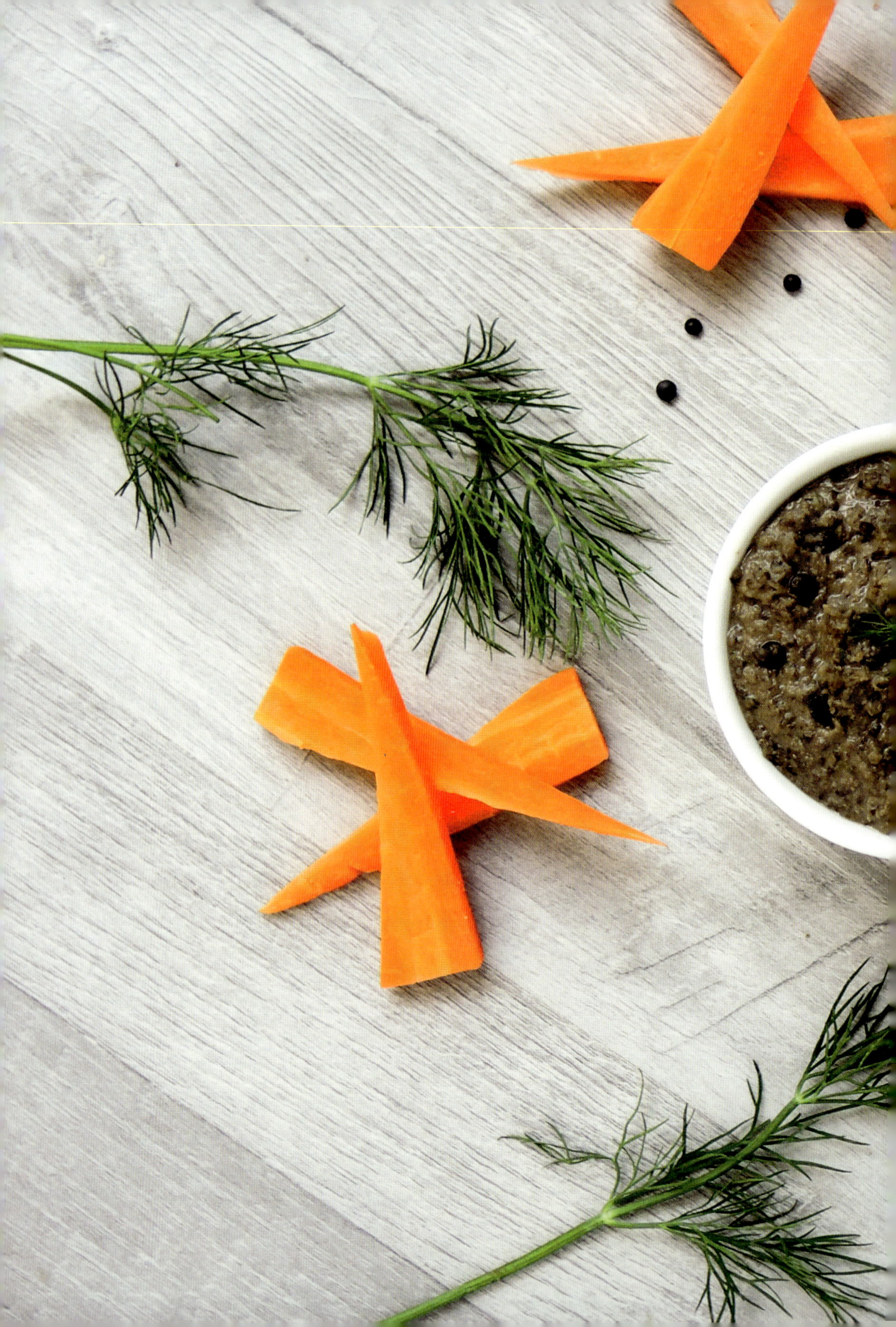

TAG 6

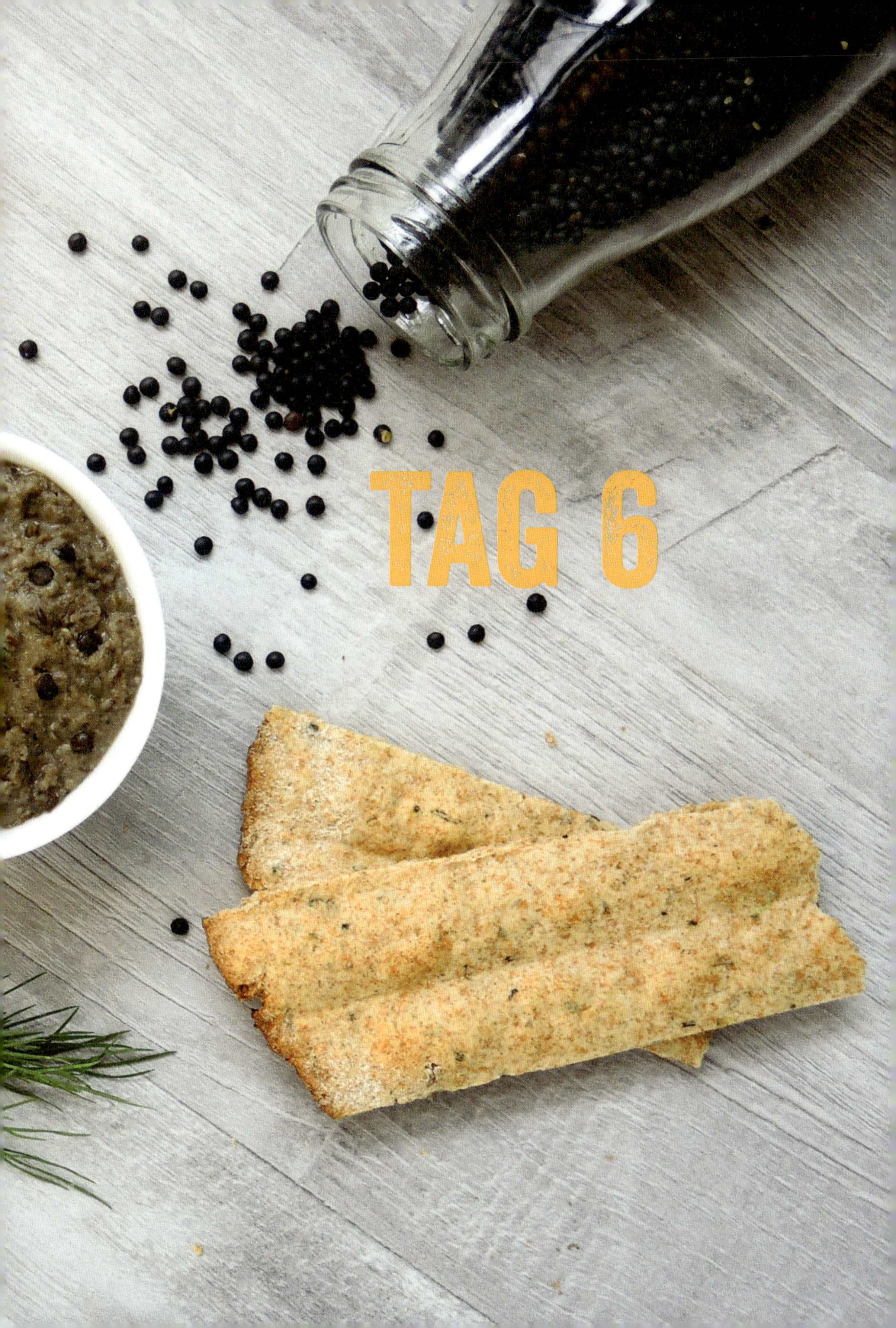

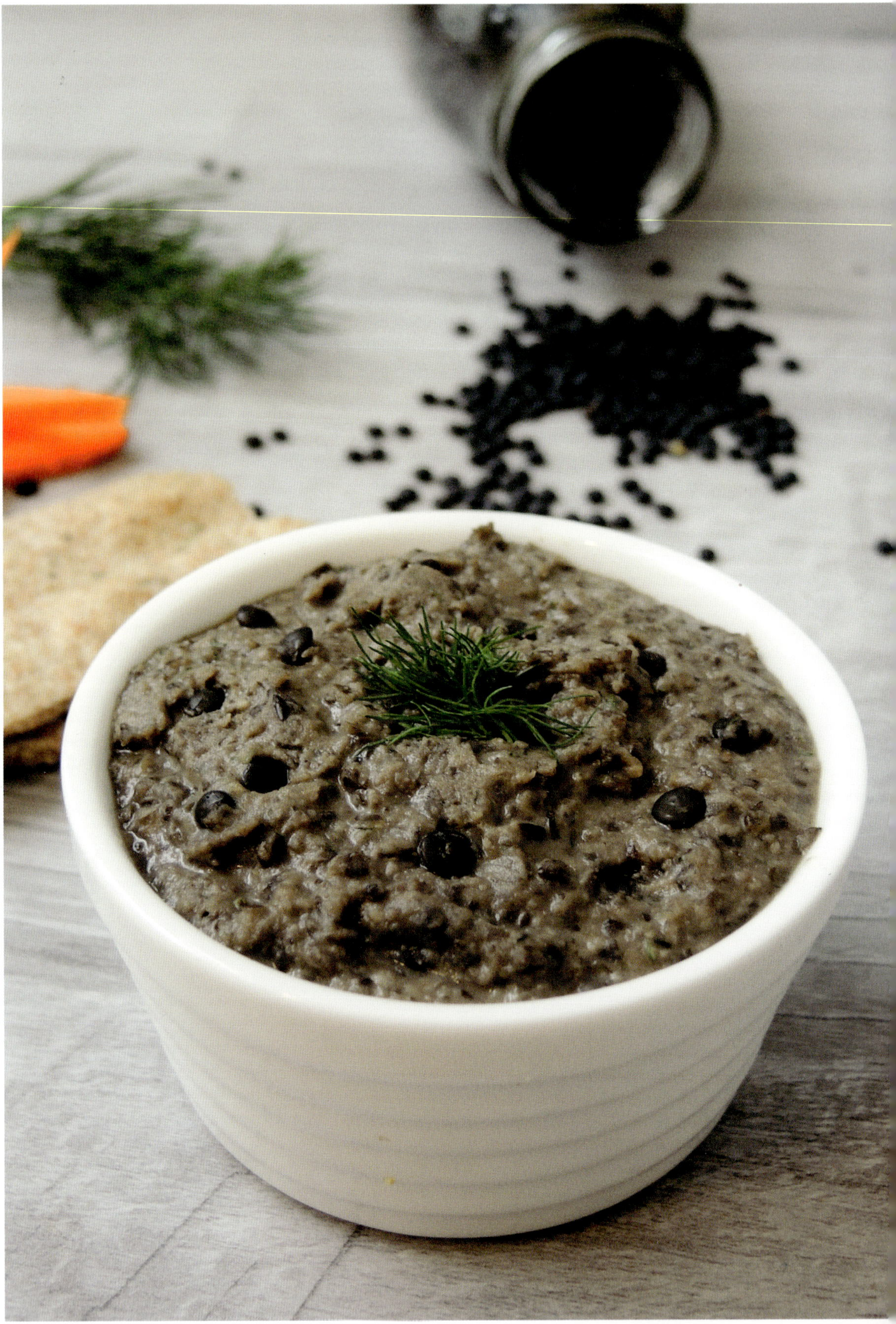

BELUGALINSEN-Aufstrich

ZUTATEN

120 g Belugalinsen
1 Zwiebel
1 Knoblauchzehe (optional)
6 EL Olivenöl
1 kleines Bund Dill
2 EL Zitronensaft
1 TL abgeriebene Schale einer Bio-Zitrone
Salz und Pfeffer
2 Handvoll buntes Gemüse (wahlweise Karotte, Gurke, Kohlrabi ...)

Heute gibt es „Kaviar“: Belugalinsen sind nämlich nach den dunklen Fischeiern benannt. Die kleinen schwarzen Linsen besitzen nicht nur hochwertige Eiweiße, sondern sind auch reich an Vitaminen der B-Gruppe und sorgen dadurch für starke Nerven. Außerdem wirken sie sich positiv auf unseren Blutdruck aus.

ZUBEREITUNG

Belugalinsen nach Packungsangabe kochen und abseihen. Beiseitestellen. Nach Wunsch einige Linsen für die Garnitur zu Seite legen.

Zwiebel und Knoblauch schälen und klein schneiden. Etwas Olivenöl in einer Pfanne erhitzen und Zwiebel und Knoblauch darin glasig dünsten. Gemeinsam mit den Belugalinsen, dem übrigen Olivenöl, Dill (einige Blättchen für die Garnitur zur Seite legen), Zitronensaft und -schale in ein hohes Gefäß geben und mit dem Pürierstab fein pürieren. Zum Schluss mit Pfeffer und etwas Salz abschmecken.

Das Gemüse bei Bedarf schälen und in Sticks schneiden. Aufstrich mit einigen Linsen und Dillblättern garnieren und mit den Gemüsesticks servieren.

TIPP: Dazu passen hervorragend ein, zwei Scheiben unseres köstlichen Buchweizenbrotes (siehe Rezept Seite 136). Wer mag, kann auch zu Vollkornknäckebrot greifen.

ROTKOHLSALAT MIT Orangen und Nüssen

ZUTATEN

Dressing

4 EL Olivenöl

3 EL Balsamicoessig

1 TL Senf (scharf, z.B. Dijonsenf)

1 TL Agavendicksaft

4 EL Zitronensaft

1 TL abgeriebene Schale einer Bio-Zitrone

Salz und Pfeffer

400 g Rotkohl

2 Orangen

1 Frühlingszwiebel

30 g Walnüsse

30 g Sonnenblumenkerne

30 g Kürbiskerne

10 g Leinsamen (ganz)

BUNT ist GESUND

Rotkohl hat, so wie alle Kohlarten, einen besonders hohen Vitamin-C-Gehalt und ist damit ein hervorragender Unterstützer unseres Immunsystems. Ihm steht der Vitamin-C-Gehalt der Orangen in nichts nach. Auch Orangen stärken unser Immunsystem und schützen uns so vor Infektionen. Wichtig: Nicht nur das Fruchtfleisch ist gesund, auch die weiße Schale enthält eine Vielzahl an sekundären Pflanzenstoffen, die sich positiv auf unsere Gesundheit auswirken.

ZUBEREITUNG

Für das Dressing alle Zutaten gut miteinander vermischen und mit Pfeffer und etwas Salz abschmecken.

Rotkohl fein hobeln und in einer großen Schüssel mit dem Dressing vermischen. (Das Dressing am besten mit den Händen richtig in den Rotkohl einmassieren.)

Die Schale der Orangen abschneiden, die Früchte anschließend filetieren, die Filets nach Wunsch in Stücke schneiden. Frühlingszwiebel putzen und ebenfalls in kleine Stücke schneiden. Beides zum Rotkohl geben.

Walnüsse, Sonnenblumenkerne, Kürbiskerne und Leinsamen in einer Pfanne ohne Fett leicht rösten, noch warm über den Salat geben und diese farbenfrohe Speise am besten sofort genießen.

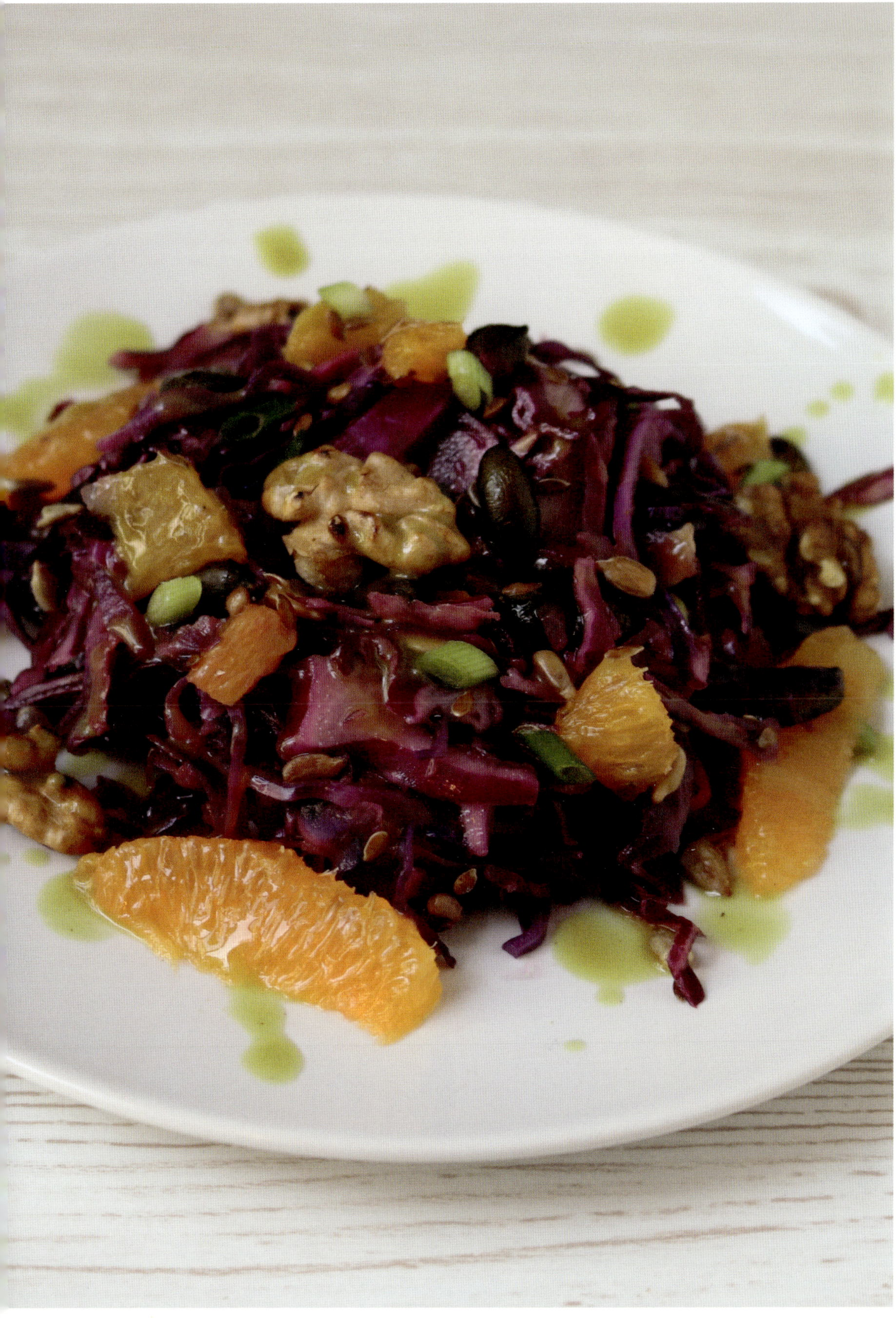

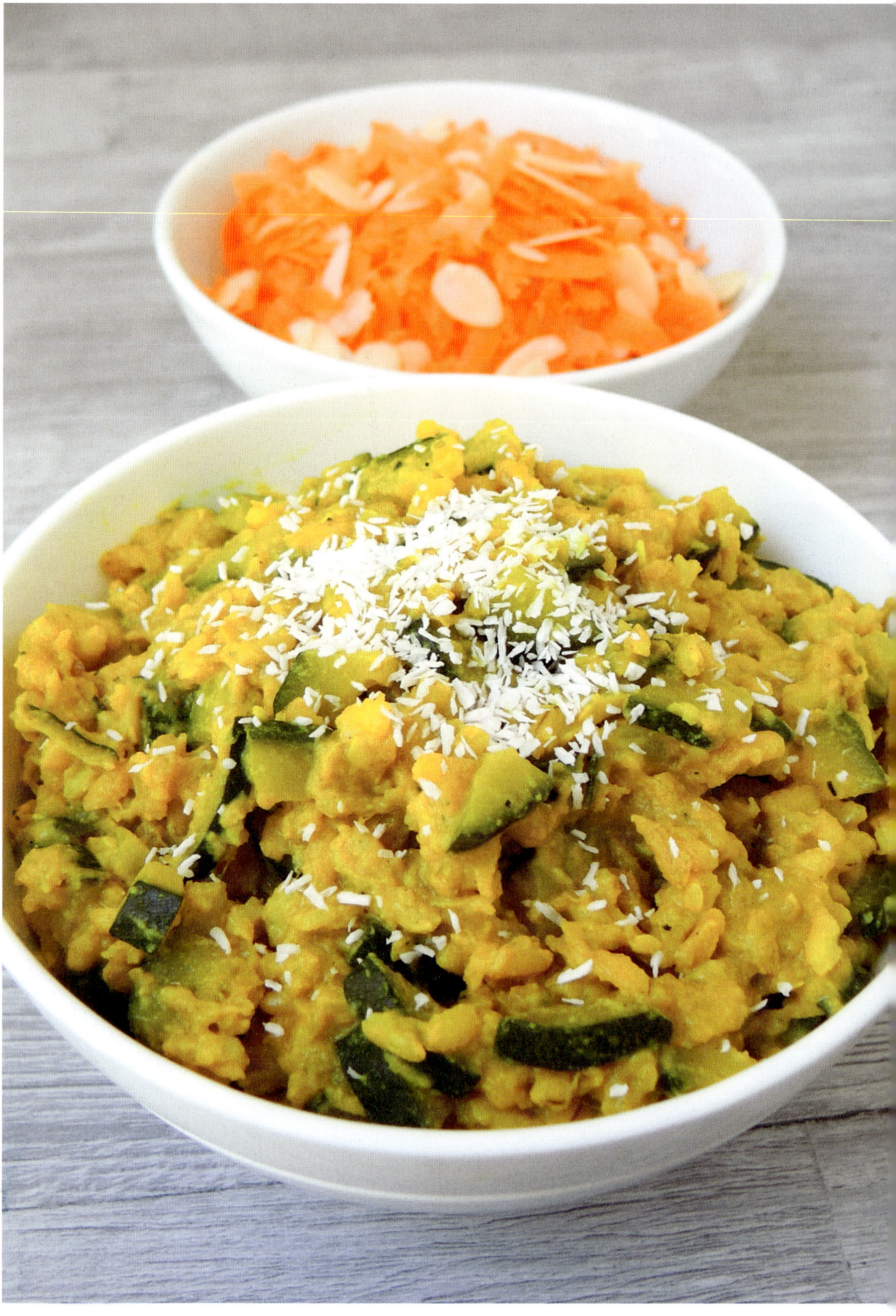

ZUCCHINI-ZITRONEN-Risotto

ZUTATEN

1 Stange Lauch
2 Knoblauchzehen
1 EL Kokosöl
160 g Vollkorn-Risottoreis (alternativ Vollkornreis)
2 TL abgeriebene Schale einer Bio-Zitrone
250 ml Gemüsebrühe
2 Zucchini
250 ml Kokosmilch
1 EL Kurkuma
4 EL Zitronensaft
Salz und Pfeffer
1 EL Kokosflocken

Die relativ kalorienarme Zucchini enthält Mineralstoffe wie Kalzium, das für die Knochen wichtig ist, sowie Spurenelemente wie Eisen, das für die Blutbildung benötigt wird. Außerdem finden sich in Zucchini Beta-Carotin und Vitamin C.

ZUBEREITUNG

Lauch putzen, Knoblauch schälen und beides in kleine Stücke schneiden. Kokosöl in einem Topf erhitzen und Lauch und Knoblauch darin glasig anschwitzen. Anschließend Vollkorn-Risottoreis in den Topf geben und gut umrühren. Die Zitronenschale beimengen. Nun nach und nach mit Gemüsebrühe aufgießen. Bei kleiner Flamme und unter regelmäßigem Rühren ca. 40 Minuten (oder nach Packungsangabe) köcheln lassen.

Zucchini in kleine Stücke schneiden und zum Reis geben, kurz bevor dieser gar ist. Anschließend Kokosmilch und Kurkuma hinzufügen. So lange köcheln lassen, bis die Flüssigkeit verdampft ist. Regelmäßig umrühren nicht vergessen, damit nichts anbrennt. Sobald die Konsistenz cremig ist, den Topf vom Herd nehmen, einen Deckel auflegen und ca. 3 Minuten ziehen lassen.

Zum Schluss mit Zitronensaft, Pfeffer und etwas Salz abschmecken und mit ein paar Kokosflocken garnieren.

TIPPS: Statt 250 ml Gemüsebrühe können auch 250 ml Wasser und 1 Gemüsebrühwürfel guter Qualität verwendet werden.

Dazu passt ein knackiger Karottensalat mit Mandeln.

BEWEGUNGSÜBUNG: SCHRÄGE BAUCHMUSKULATUR

Lege dich auf den Rücken und hebe die Beine im 90-Grad-Winkel ab. Die Unterschenkel abknicken, bis sie parallel zum Boden sind. Lege die Hände an deinen Hinterkopf und ziehe die Ellenbogen nach außen.

Hebe nun den Oberkörper vom Boden ab, strecke das linke Bein aus und bewege den linken Ellenbogen und das rechte Knie aufeinander zu, sodass sie sich auf Nabelhöhe berühren. Beim Einatmen den Oberkörper wieder senken, aber nicht auf dem Boden ablegen. Anschließend die Seite wechseln.

3 x 10 Wiederholungen.

Beanspruchte Muskelgruppe:
Schräge Bauchmuskulatur.

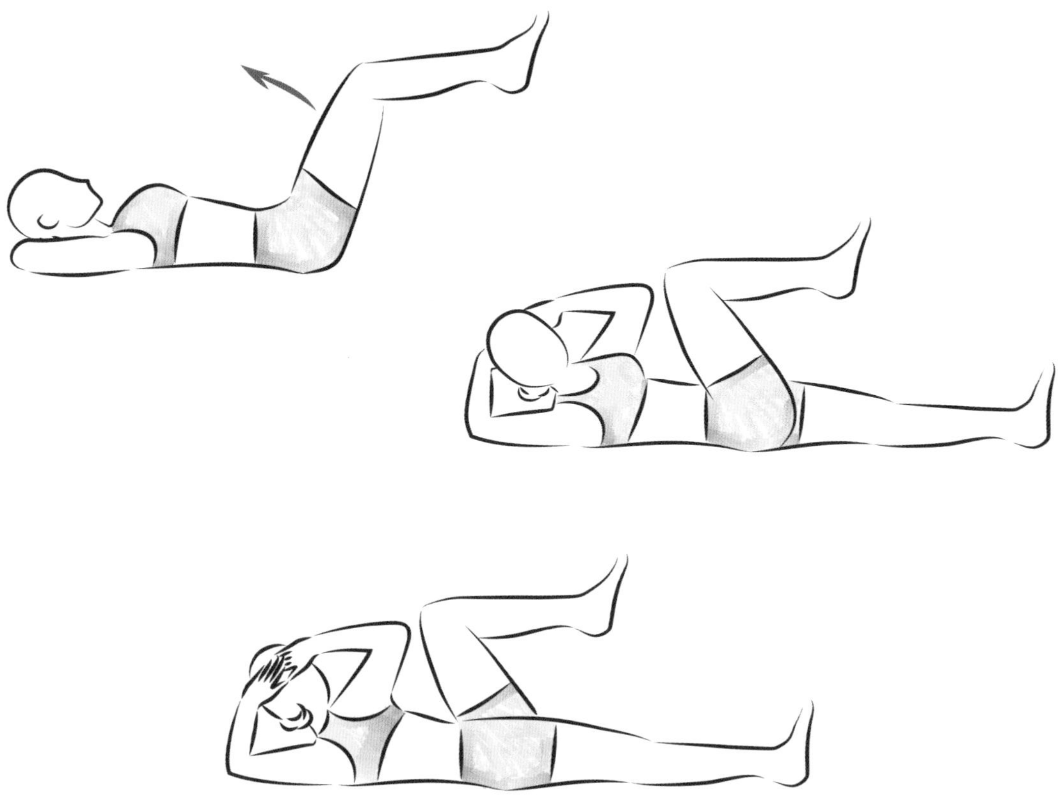

ENTSPANNUNGSÜBUNG: LUNGEN AUFPUMPEN

Anspannung und Nervosität einfach wegatmen.

Ziehe dich an einen ungestörten Ort zurück und nimm dir 5 Minuten Zeit. Setze oder, wenn du die Möglichkeit hast, lege dich hin. Schließe die Augen. Atme ein und zähle dabei in Gedanken bis zwei. Halte die Luft an und zähle dabei wieder bis zwei. Nicht ausatmen. Atme noch einmal für zwei Einheiten ein. Wiederum Luft anhalten und bis zwei zählen. Nicht ausatmen. Wiederhole diesen Vorgang so lange, bis deine Lungen voll sind und du nicht weiter einatmen kannst. Lasse dann in einem langen Atemzug langsam die ganze Luft durch den Mund heraus. Bleibe ruhig liegen und atme ein paar Mal ganz normal. Wiederhole diese Übung drei Mal hintereinander und spüre, wie Anspannung und Nervosität deinen Körper verlassen.

EINE GUTE *Tat* AM TAG

Zünde eine Kerze an und denke dabei an alle Menschen, die dir lieb sind.

TAG 7

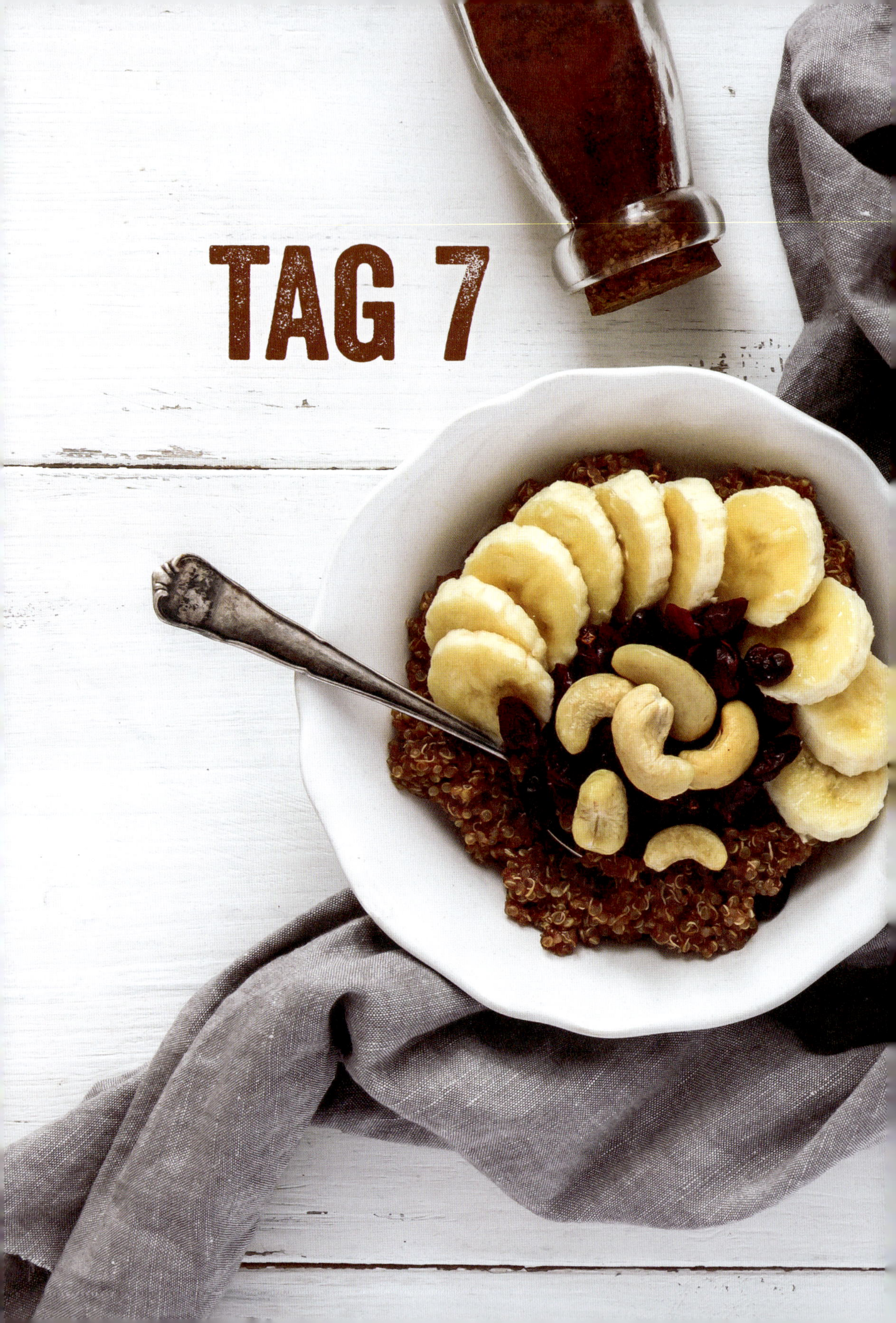

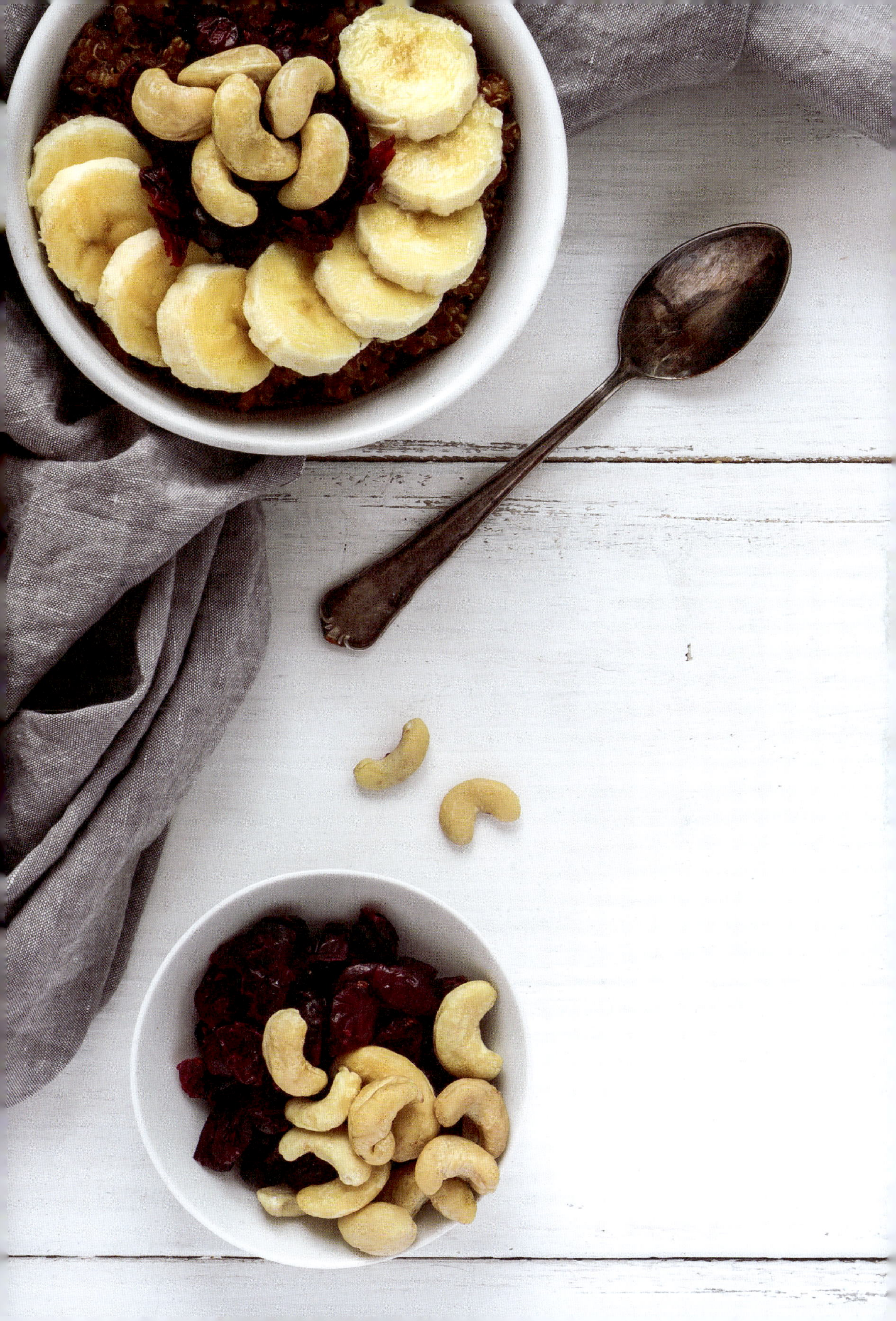

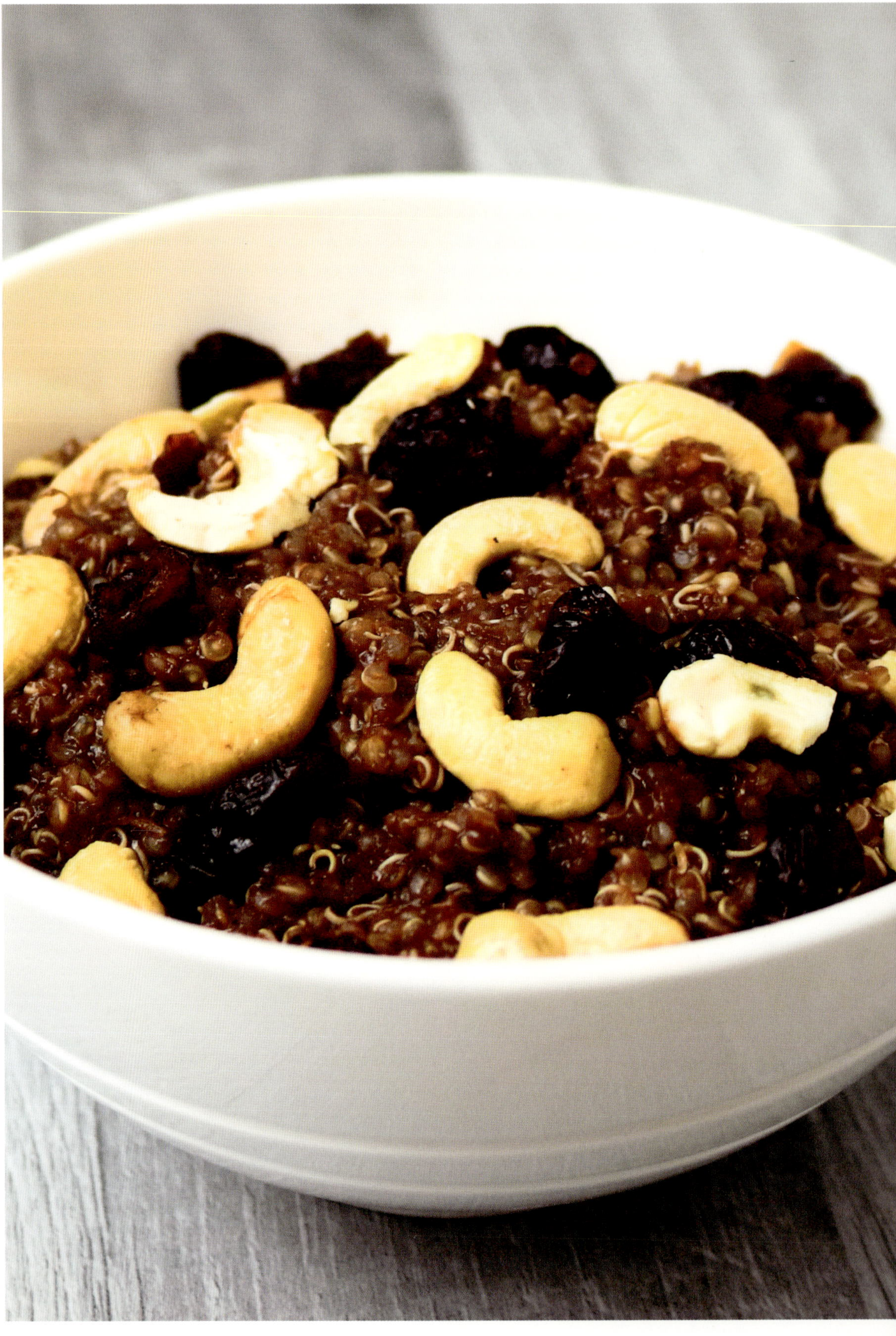

QUINOA-BANANEN-CREME
mit Kakao und Cranberrys

ZUTATEN

100 g Quinoa
1 TL Rohkakaopulver
2 reife Bananen
4 EL Zitronensaft
2 EL Cashewkerne
2 EL Cranberrys

GIBT neue ENERGIE

Bananen haben zwar einen nicht zu unterschätzenden Kaloriengehalt, sind deshalb aber nicht ungesünder als andere Obstsorten. Sie enthalten unzählige wertvolle Inhaltsstoffe: Die großen Mengen an Kalium und Magnesium sorgen für eine reibungslose Funktion zwischen Nerven und Muskeln – das ist neben der schnellen Energiezufuhr ein Grund, weshalb beim Sport gern zur Banane gegriffen wird. Darüber hinaus hilft sie bei Verdauungsproblemen und kann bei Durchfall ebenso wie bei Verstopfung eingesetzt werden.

ZUBEREITUNG

Quinoa nach Packungsangabe kochen und abseihen. Mit dem Kakaopulver mischen und beiseitestellen.

Bananen schälen und mit einer Gabel zu einem Mus zerdrücken. Mit Zitronensaft mischen und zur Quinoa geben.

Creme in Schüsseln anrichten. Cashewkerne gemeinsam mit den Cranberrys über die Quinoa-Bananen-Creme streuen und servieren.

VARIANTE: Statt Cashewkernen können auch andere Nüsse verwendet werden.

GEMÜSECURRY MIT *Kartoffeln und Kokosmilch*

ZUTATEN

2 große Kartoffeln
1 Rote Bete
1 grüne Paprika
1 große Zucchini
1 Handvoll breite grüne Bohnen
250 ml Kokosmilch
4 EL Zitronensaft
1 TL abgeriebene Schale einer Bio-Zitrone
Pfeffer
3–4 EL Sojasauce

Currypaste

2 Knoblauchzehen
ebenso viel Ingwer wie Knoblauch
1 EL mildes Currypulver
1 TL süßes Paprikapulver (Variante: scharf)
2 EL Kokosöl

Kokosmilch enthält viele mittelkettige Fettsäuren, die vom Körper nicht ins Fettgewebe eingelagert werden und daher beim Abnehmen helfen. Außerdem hat die Kokosmilch einen weiteren großen Pluspunkt: Sie erhöht nur den guten HDL-Cholesterin-Spiegel. Dieser wiederum ist das „Helferlein" der Leber, die gerade bei einer Basenkur sehr viel arbeiten muss, um Gifte, Schlacken und Schadstoffe abzutransportieren.

ZUBEREITUNG

Gemüse bei Bedarf schälen und putzen, in mundgerechte Stücke schneiden und separat griffbereit beiseitestellen.

Für die Currypaste Knoblauch und Ingwer schälen, ganz fein hacken und in einen ausreichend großen Topf geben. Curry- und Paprikapulver dazugeben und alles gut miteinander vermischen. Jetzt das Kokosöl hinzufügen und die Gewürze anbraten. (Vorsicht, die Herdplatte darf nicht zu heiß sein, damit die Paste nicht anbrennt.) Sobald sich ein betörender Duft in der Küche auszubreiten beginnt, die Kartoffeln ebenfalls in den Topf geben. Kurz anbraten und dann mit einem Glas Wasser (ca. 250 ml) aufgießen. Etwa 5 Minuten köcheln lassen, anschließend Lauch und Kokosmilch hinzufügen. Nach weiteren 5 Minuten Paprika und Zucchini beigeben. Sobald die Kartoffeln gar sind, den Topf vom Herd nehmen und das Curry mit Zitronensaft und -schale, Pfeffer und Sojasauce abschmecken.

TIPP: Für Extra-Frische sind gekeimte Mungbohnen (siehe Rezept Seite 139) zu empfehlen, die zum Schluss über das Curry gestreut werden. Die kleinen Keimlinge sind unglaublich gesund.

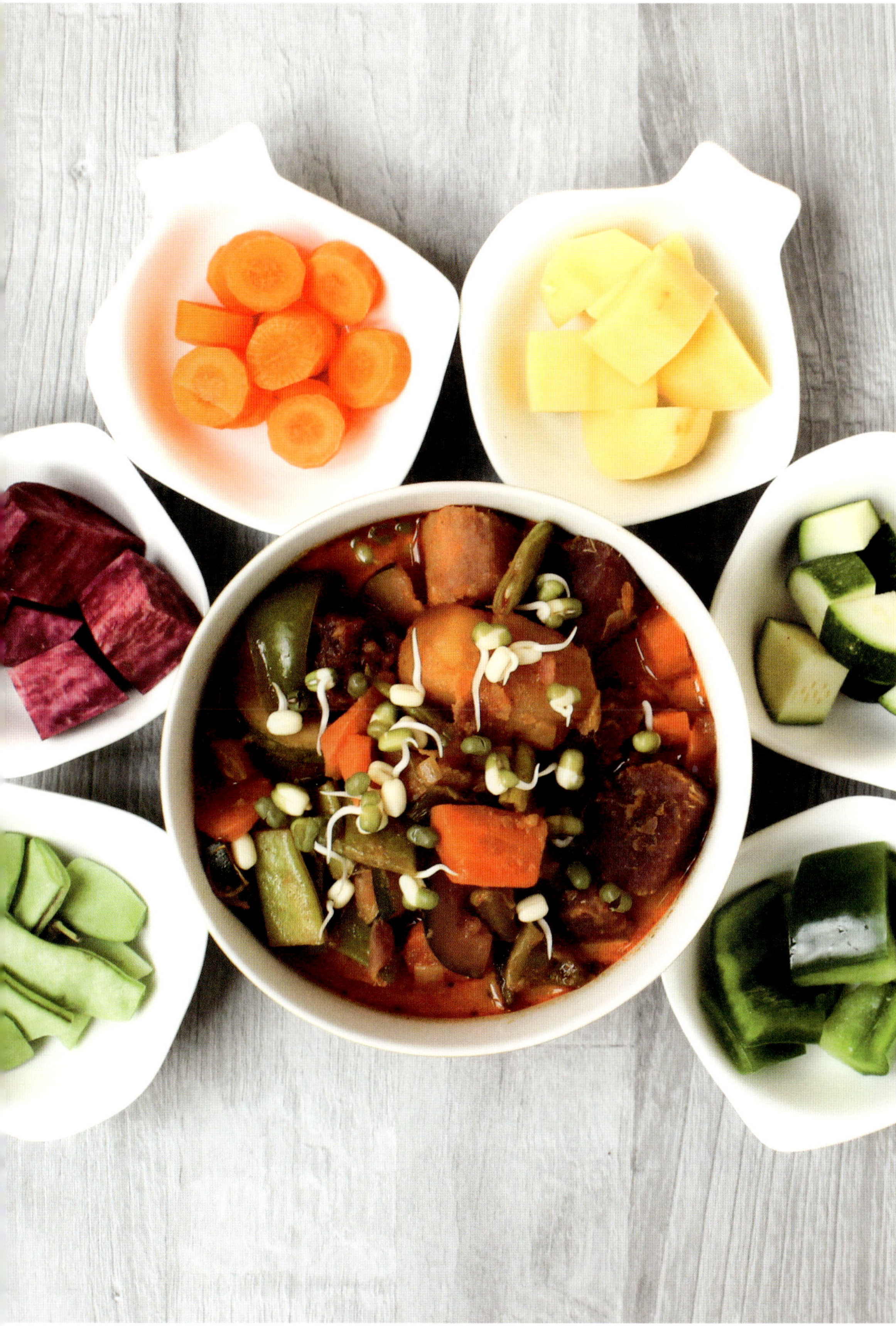

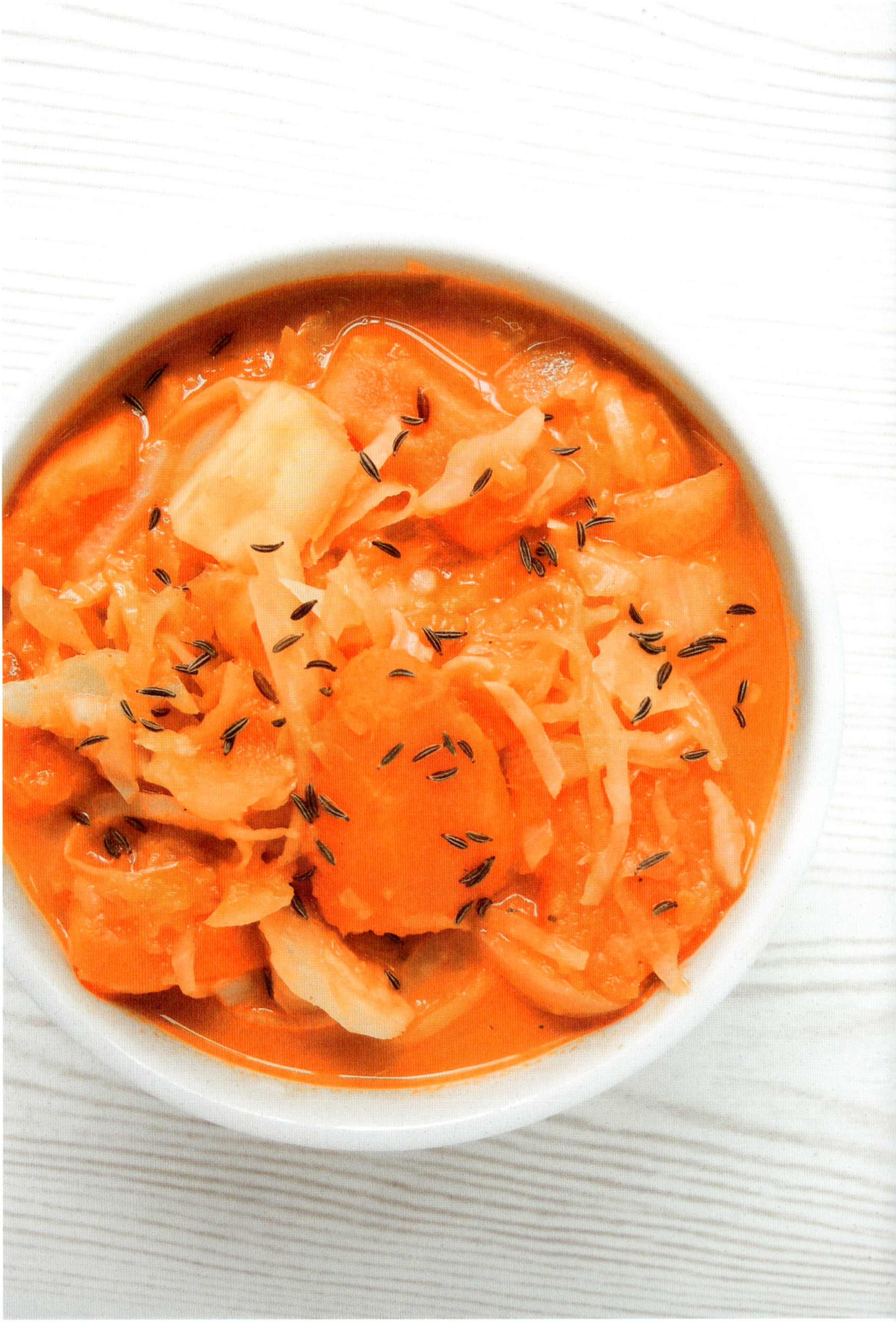

SAUERKRAUT-EINTOPF
mit Süßkartoffel

ZUTATEN

1 Zwiebel
2 Knoblauchzehen
2 EL Olivenöl
1 Süßkartoffel
1 Pastinake
200 g frischer Weißkohl
200 g Sauerkraut
1 TL Kümmel plus mehr zum Garnieren
1 EL Tomatenmark
2 EL Zitronensaft
½ TL abgeriebene Schale einer Bio-Zitrone
Salz und Pfeffer

Sauerkraut ist ein ideales Wintergemüse und hat zahlreiche positive Wirkungen auf unsere Gesundheit: Die Milchsäurebakterien schützen den Darm und unterstützen dadurch unsere Verdauung. Der hohe Gehalt an Vitamin C stärkt unser Immunsystem und macht uns stark für die kalte Jahreszeit.

ZUBEREITUNG

Zwiebel und Knoblauch schälen, die Zwiebel grob, den Knoblauch fein hacken. Öl in einem großen Topf erhitzen und Zwiebel und Knoblauch darin anschwitzen.

Süßkartoffel und Pastinake schälen und in mundgerechte Stücke schneiden. Den Kohl mit einer Mandoline oder einem Messer fein hobeln bzw. schneiden.

Süßkartoffel, Pastinake, Kohl, Sauerkraut, Kümmel und Tomatenmark in den Topf geben und anrösten. Zitronensaft und -schale sowie 200 ml Wasser untermengen. Alles ca. 20 Minuten köcheln lassen, bis das Gemüse gar ist.

Zum Schluss mit Pfeffer und etwas Salz abschmecken, mit etwas Kümmel bestreuen und heiß servieren.

BEWEGUNGSÜBUNG: SQUATS

Stelle dich aufrecht hin, spanne Bauch und Po fest an. Führe die Hände auf Brusthöhe zusammen und winkle die Ellenbogen ab.

Komme nun tief in die Knie, schiebe den Po dabei nach hinten, der Oberkörper wird leicht nach vorn gebeugt, bleibt aber gerade. Achte darauf, dass sich die Knie beim Tiefgehen nicht weiter vorn als die Zehenspitzen befinden.

3 x 15 Wiederholungen.

Beanspruchte Muskelgruppen:
Gesäß- und Oberschenkelmuskulatur.

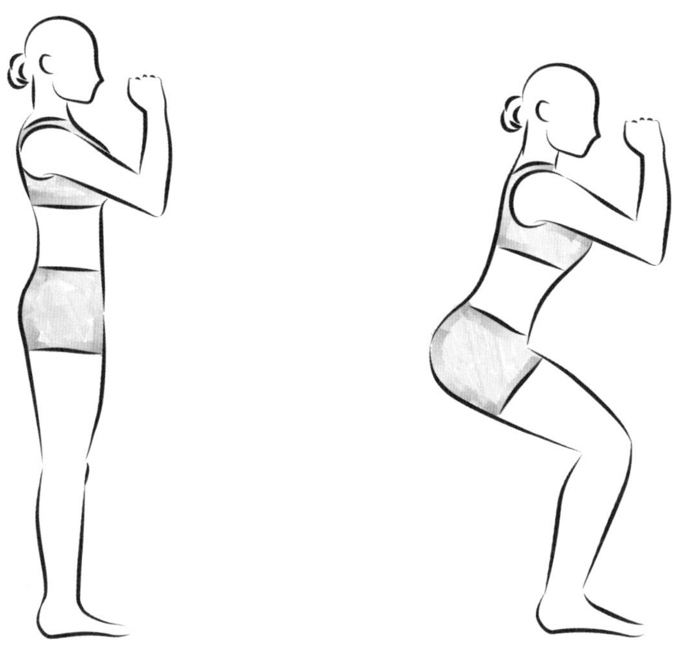

ENTSPANNUNGSÜBUNG: ATEM FLIEẞEN LASSEN

Die Energiereserven wieder auffüllen.

Mache es dir gemütlich und lege dich auf den Rücken. Lege die linke Hand auf den Bauchnabel, berühre mit dem Zeigefinger der rechten Hand die Mitte oberhalb deiner Lippen und mit dem Mittelfinger die Mitte unterhalb der Lippen. Massiere diese beiden Punkte drei tiefe Atemzüge lang mit leichtem Druck. Stelle dir beim Einatmen vor, wie die Energie vom Steißbein ausgehend entlang deiner Wirbelsäule bis hin zum Gehirn fließt. Mit jedem Ausatmen lässt du ein bisschen Müdigkeit, unangenehme Gedanken oder Stress aus deinem Körper entweichen. Dann wechsle die Hände und wiederhole diese Übung. Nimm dir insgesamt etwa 15 Minuten Zeit und fülle dadurch deine Energiereserven wieder voll auf. In dieser Zeit jeweils nach drei Atemzügen wechseln, also immer wieder die linke und rechte Hand tauschen.

EINE GUTE Tat AM TAG

Lasse heute den Fernseher ausgeschaltet und lade deine Freunde zu dir nach Hause ein.

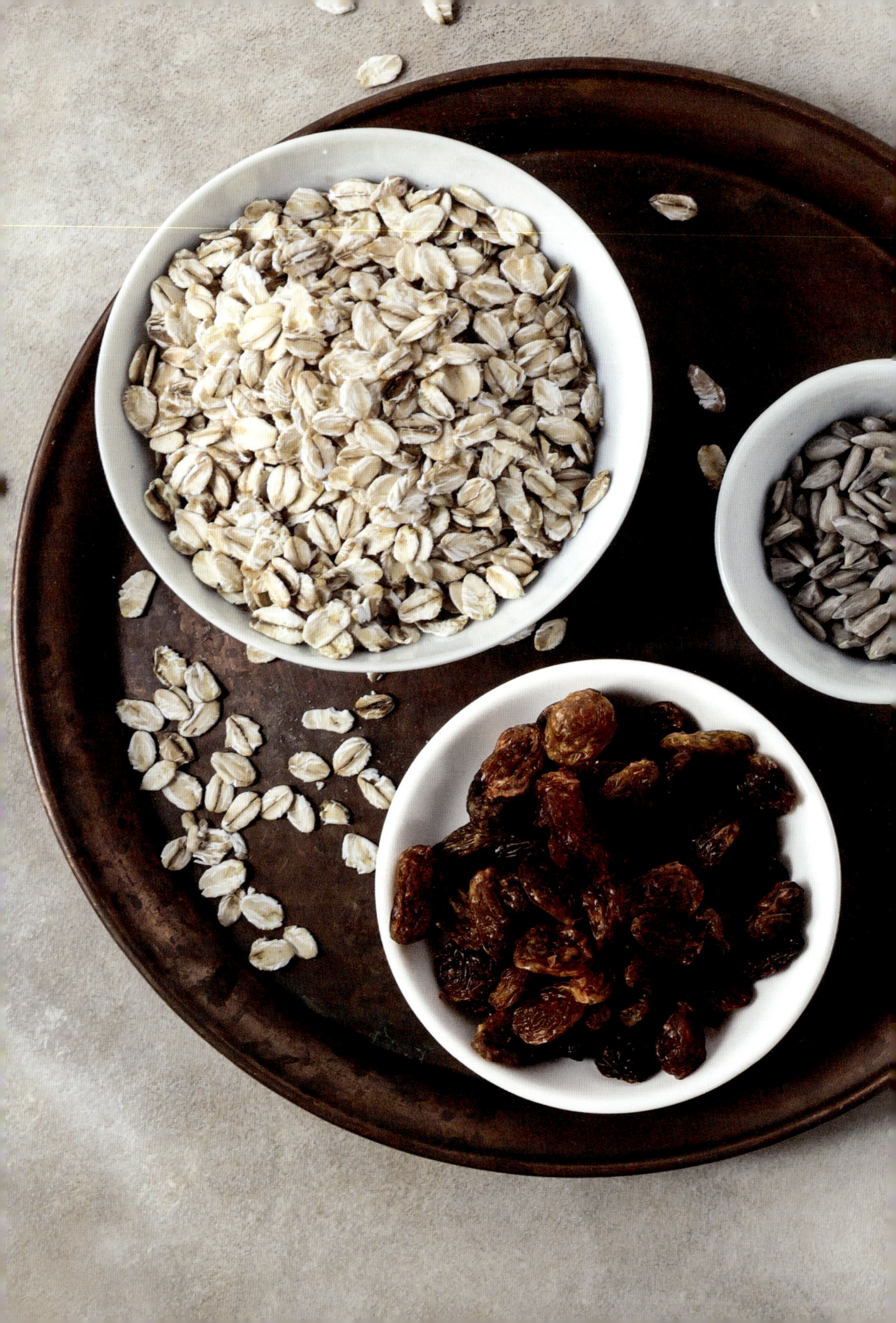

EXTRAS

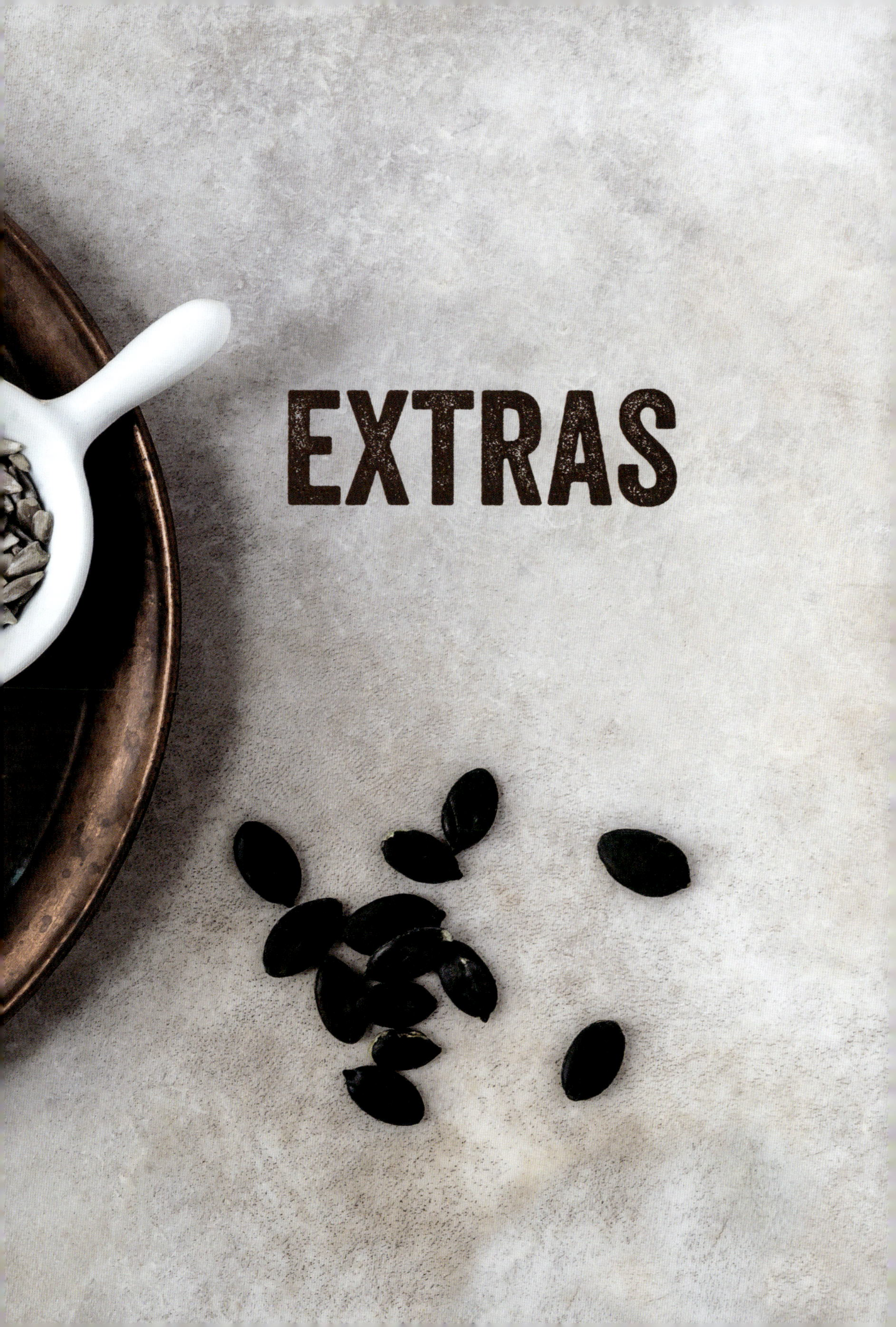

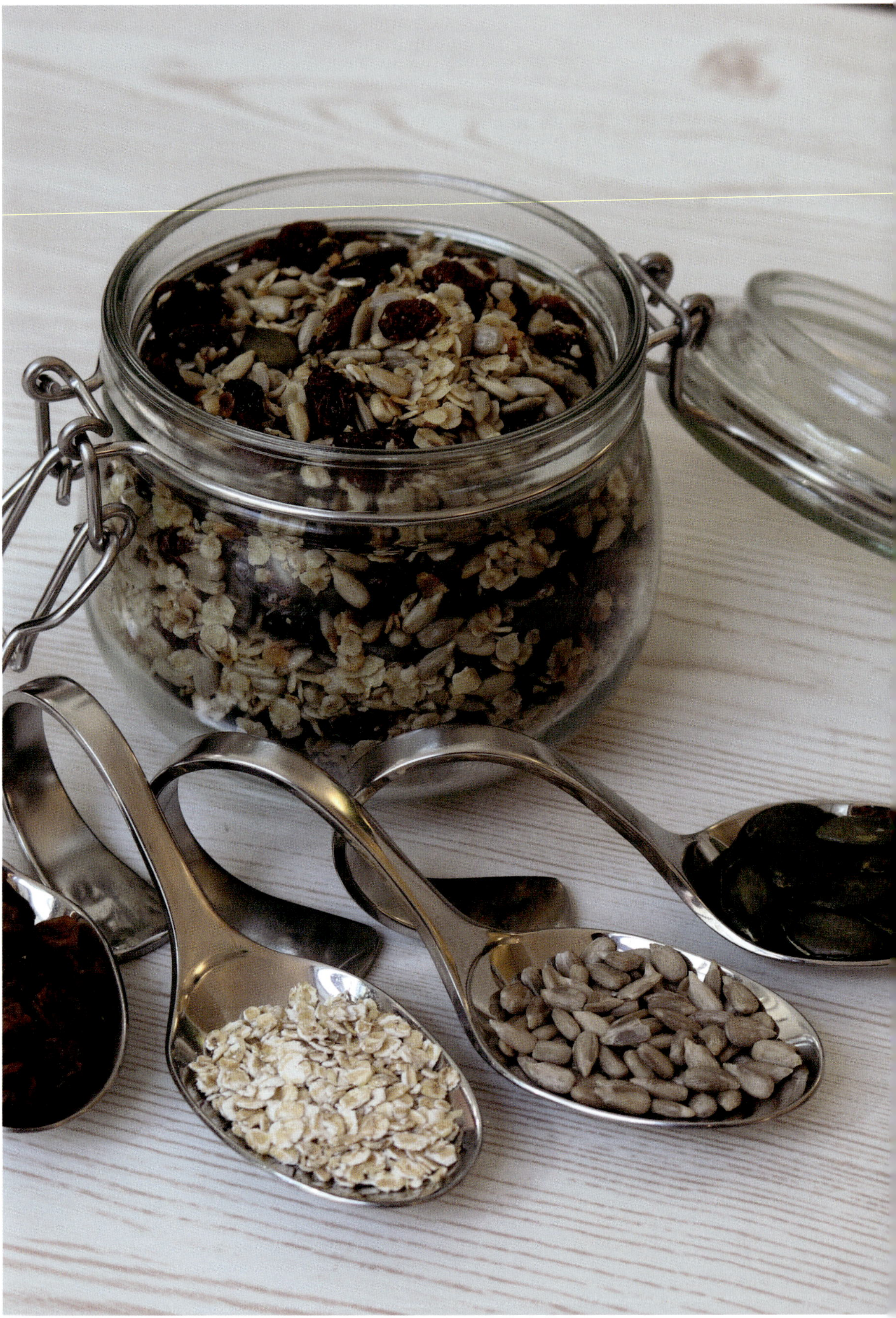

GRANOLA

FÜR 1 GROßES VORRATSGLAS

400 g glutenfreie Haferflocken
100 g Kürbiskerne
300 g Sonnenblumenkerne
50 g Agavendicksaft
100 g Kokosöl
300 g Rosinen

VEGAN und GLUTENFREI

Granola eignet sich hervorragend als Topping für Müslis. Es ist nicht nur gesund, sondern verleiht deinem Frühstück auch den nötigen Biss.

ZUBEREITUNG

Backofen auf 135 °C Ober-/Unterhitze vorheizen. Alle Zutaten bis auf die Rosinen vermengen und auf einem mit Backpapier ausgelegten Blech verteilen.

40 Minuten im Ofen backen, währenddessen mehrmals umrühren. Nach 30 Minuten die Rosinen untermengen und fertig backen. Aus dem Ofen nehmen und vollständig auskühlen lassen.

TIPP: Granola in einem luftdicht verschließbaren Behältnis aufbewahren – so bleibt es mehrere Monate haltbar.

GLUTENFREIES *Buchweizenbrot*

FÜR 20 SCHEIBEN

1 kg Buchweizenmehl
100 g Leinsamen (ganz)
100 g Sonnenblumenkerne
100 g Kürbiskerne
1 EL Kümmel
1 EL Anis
1 EL Fenchel
2 EL Salz
2 EL Natron
1 l lauwarmes Wasser
Raps- oder Sonnenblumenöl für die Form

Buchweizen ist ein außergewöhnliches Lebensmittel. Nicht nur der Name, sondern auch Aussehen und Geschmack lassen uns Buchweizen als Getreide einordnen. Allerdings hat er damit nicht viel zu tun. So wie Sauerampfer zählt Buchweizen zu den Knöterichgewächsen und enthält daher auch kein Gluten. Er gilt als perfektes Lebensmittel für Diabetiker, da der Inhaltsstoff D-Chiro-Inositol nachweislich den Blutzuckerspiegel regulieren kann. Ebenfalls enthalten ist Rutin, welches die Wände der Blutgefäße stärkt, dadurch eine blutdrucksenkende Wirkung hat und Krampfadern und Hämorrhoiden vorbeugt.

ZUBEREITUNG

Alle Zutaten bis auf das Öl miteinander vermengen und zu einer homogenen Masse verkneten. Teig 1 Stunde ruhen lassen.

Eine Kastenform mit Öl ausfetten und den Teig einfüllen. Form in den kalten Backofen geben, die Temperatur auf 160 °C Ober-/Unterhitze einstellen und das Brot 90 Minuten im Ofen backen.

Das Brot aus dem Ofen nehmen und in der Form auskühlen lassen. Anschließend herauslösen und nach Bedarf in Scheiben schneiden.

TIPPS: Das Brot hält ca. 4 Tage. Solltest du nicht so viel essen können, dann lässt sich das in Scheiben geschnittene Brot auch einfrieren und bei Bedarf portionsweise auftauen. Getoastet schmeckt es besonders gut.

Wenn du gern Nüsse magst, dann ersetze die Sonnenblumen- und Kürbiskerne durch Mandeln, Hasel- oder Walnüsse.

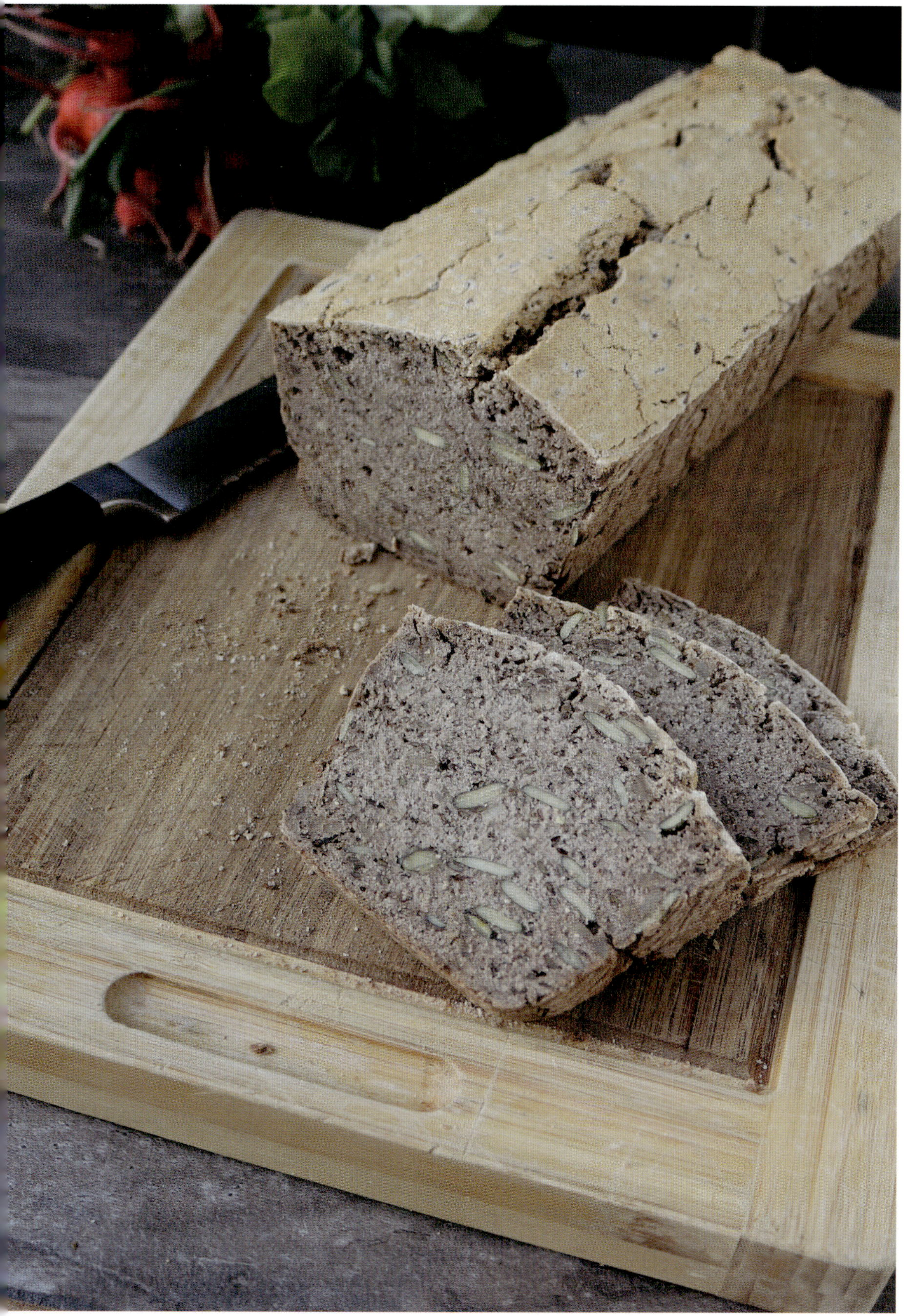

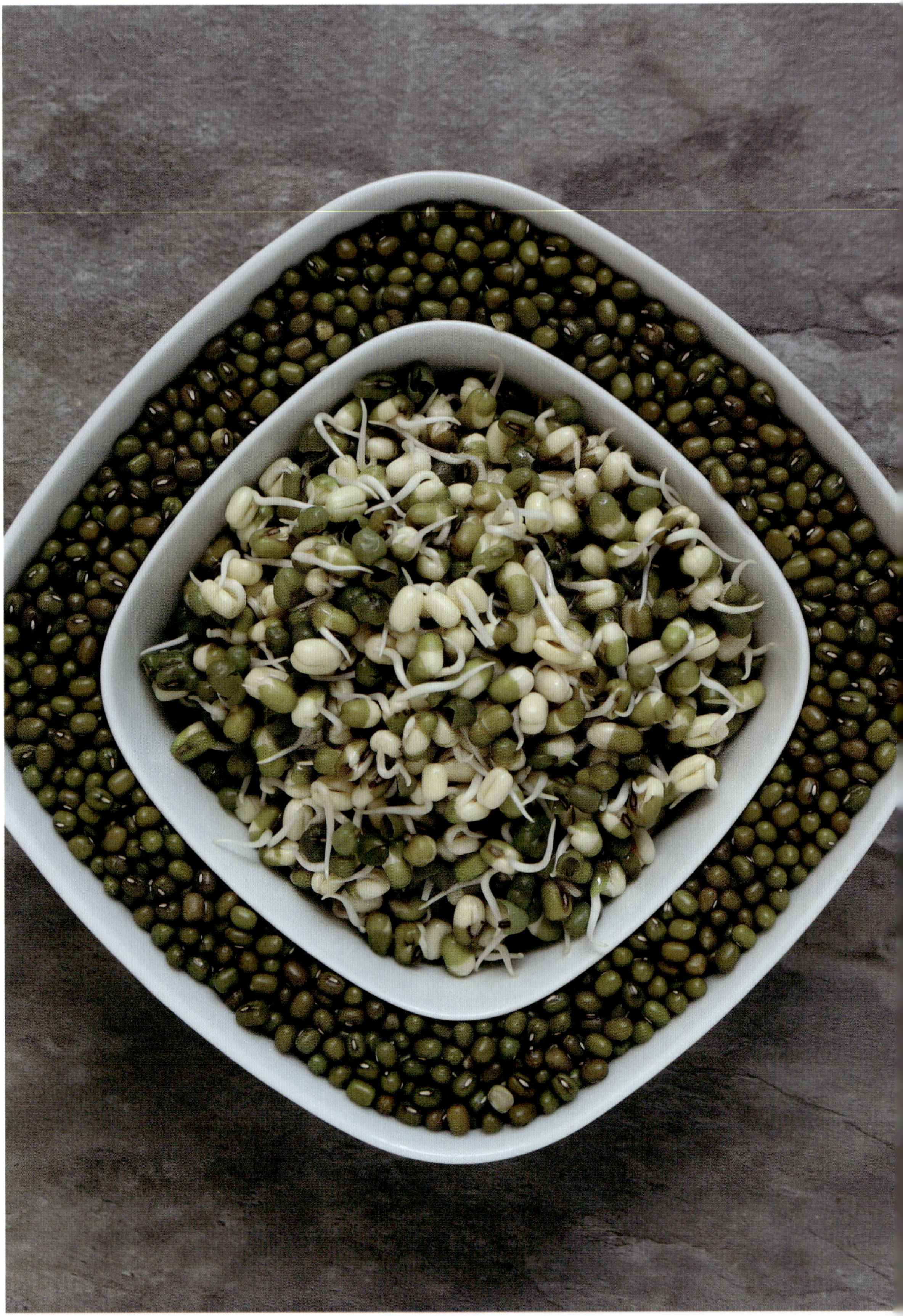

GEKEIMTE MUNGBOHNEN

Mungbohnen entwickeln durch die Keimung ein Vielfaches an Vitalstoffen und lassen sie dadurch zum Superfood werden. Während der Keimung wird die Pflanze zum Wachsen angeregt und steckt deshalb ihre ganze Power in die kleine Bohne. Der Eiweißgehalt verdreifacht sich, der Mineralstoffgehalt und die Vitamine verdoppeln sich. Und genau diese positive Energie landet dann mit Genuss in unserem Mund.

ZUBEREITUNG

3 EL ungekeimte Mungbohnen 24 Stunden in Wasser einlegen. Anschließend auf einem mit etwas Küchenkrepp belegten flachen Teller ausbreiten und 2 Mal am Tag mit ein paar Spritzern Wasser befeuchten. Schon am ersten Tag beginnen die Bohnen zu keimen.

Nach 3–4 Tagen haben sich kleine Fortsätze gebildet und die Keimlinge sind fertig. Sie passen hervorragend zu Salaten, Suppen oder Eintöpfen.

TIPP: Ungekeimte Mungbohnen gibt es im Drogeriemarkt oder Bioladen.

FRISCHER
geht's
GAR NICHT

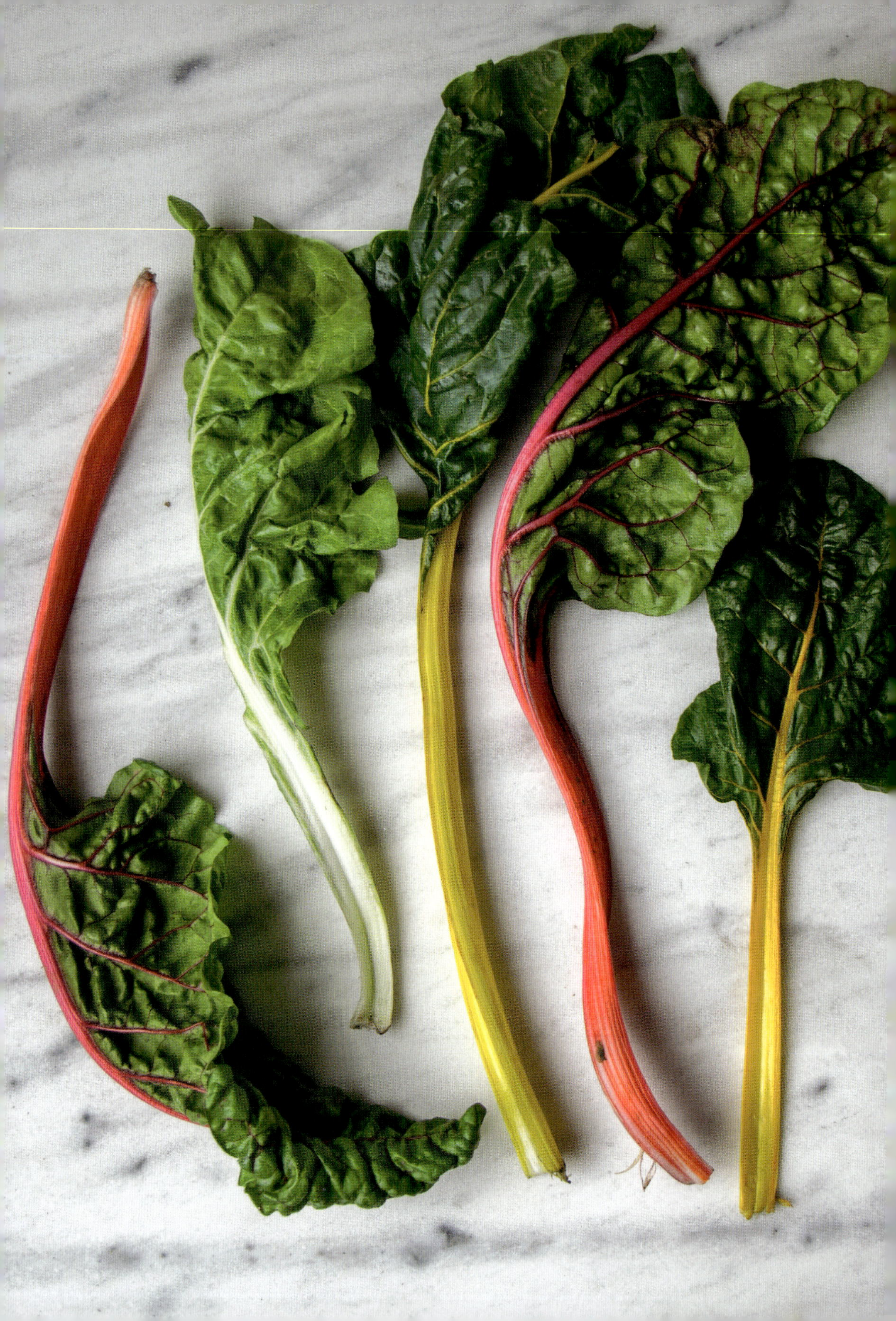

NACHWORT

Gratuliere. Du hast durchgehalten und kannst dir kräftig auf die Schulter klopfen. Großartig! Jetzt sollst du noch erfahren, was sich in dieser Woche bei dir getan hat.

1. Deine Zellen wurden mit allen wichtigen Nährstoffen, die sie brauchen, versorgt, damit alle Körperfunktionen einwandfrei funktionieren können.

2. Du hast deinem System ausreichend Flüssigkeit zur Verfügung gestellt, um Säuren und Schadstoffe ausschwemmen und abtransportieren zu können.

3. Du hast deinen Körper wieder in einen natürlichen Rhythmus gebracht. Sowohl dein Stoffwechsel als auch dein Hormonsystem sind in Balance.

4. Du hast jeden Tag Bewegung in deinen Alltag eingebaut und festgestellt, dass das nicht nur kinderleicht ist, sondern sich auch unheimlich gut anfühlt.

5. Du hast dadurch deine Zellen mit ausreichend Sauerstoff versorgt, deinen Bewegungsapparat gestärkt und „geölt" und alle Stoffwechselvorgänge verbessert.

6. Durch die Entspannungsübungen hast du deinem Geist die Möglichkeit zur Ordnung gegeben. Du hast ihn zur Ruhe kommen lassen und ihm Klarheit verschafft.

7. Du hast dein komplettes System gereinigt und von Altlasten befreit.

8. Du hast dein Leben zum Positiven verändert.

Mache dir ganz bewusst, wie gut du dich jetzt fühlst. Schreibe dir auf, was sich verbessert hat. Spüre, wie leicht und rein du dich jetzt fühlst. Und jetzt gib dir ein Versprechen: Mach weiter so! Das heißt nicht, dass du nie wieder Süßigkeiten oder Junkfood essen, keinen Alkohol mehr trinken oder Partys feiern darfst – genau das Gegenteil ist der Fall. Jede Süßigkeit wird ab jetzt noch viel mehr zum Genuss, jede Party kann ausgelassener gefeiert werden und auch der nächste Tag wird viel leichter weggesteckt, weil du fitter bist. Dein ganzes System ist im Einklang – und das auf eine komplett natürliche Art.

Deshalb lautet die Devise: Basisch – Iss doch logisch!

DIE AUTOREN

Das Unternehmen Basenbox®, das sich dem Thema Gesundheit verschrieben hat, wurde 2016 gegründet. Seither arbeiten alle vier Gesellschafter mit Leib und Seele an ihrem Projekt, denn: Gesundheit fängt beim Essen an!

LUKAS LOVREK
Als ehemaliger Banker hat er am eigenen Leib gespürt, welche unglaublich positiven Auswirkungen die basische Ernährung hat. Darum hat der Workaholic sich neu orientiert und ist nun zum Basenholic geworden.

PHILIPPA LOVREK
Die Ernährungswissenschaftlerin nützt als einzige Frau im Team ihre Skills als Hundepsychologin, um die drei Männer zu zahmen Kätzchen zu machen. Körper und Geist dürfen in ihren Augen nicht einzeln betrachtet werden, darum entstand auch dieses Buch – ist doch logisch.

LEOPOLD LOVREK
Der Bruder von Philippa und Cousin von Lukas studierte BWL und entdeckte schnell, dass er nicht für einen Nullachtfünfzehn-Beruf geschaffen ist – deshalb führte ihn sein Weg in die Selbstständigkeit. Der passionierte Hobbykoch hat die Gabe, aus wenig viel zu machen.

ALBRECHT ELTZ
Der studierte Politikwissenschaftler hat sich verkehrt auf den Sattel gesetzt und macht jetzt Marketing. Seine kreativen Gedanken sind manchmal nahe an durchgeknallt – Politiker wird er jetzt hoffentlich nicht mehr. Der Freund der Lovreks aus Kindertagen sorgt nun für frische DNA.

GEBALLTE BASEN-POWER

Mehr Infos unter www.basenbox.at

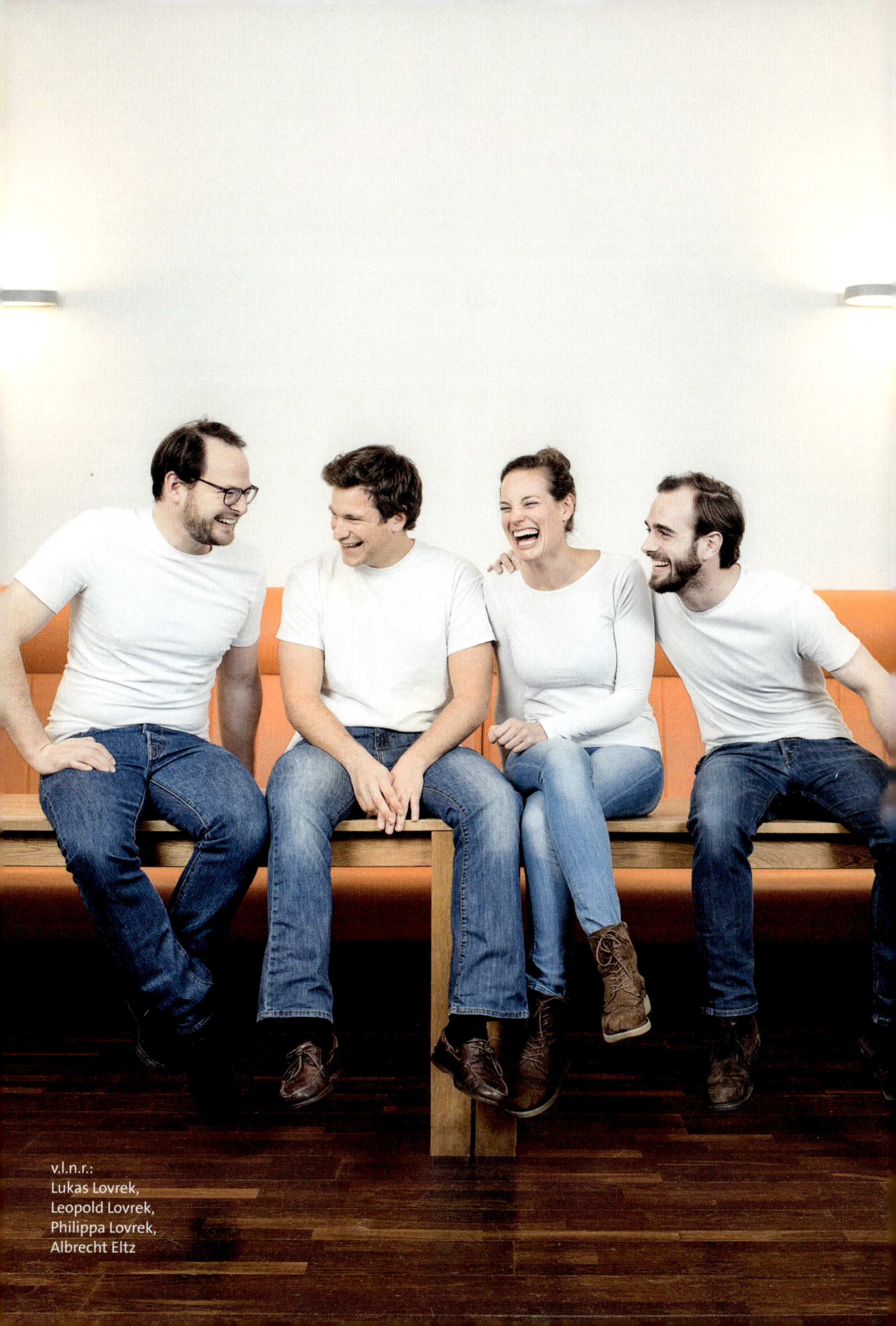

v.l.n.r.:
Lukas Lovrek,
Leopold Lovrek,
Philippa Lovrek,
Albrecht Eltz

ANHANG

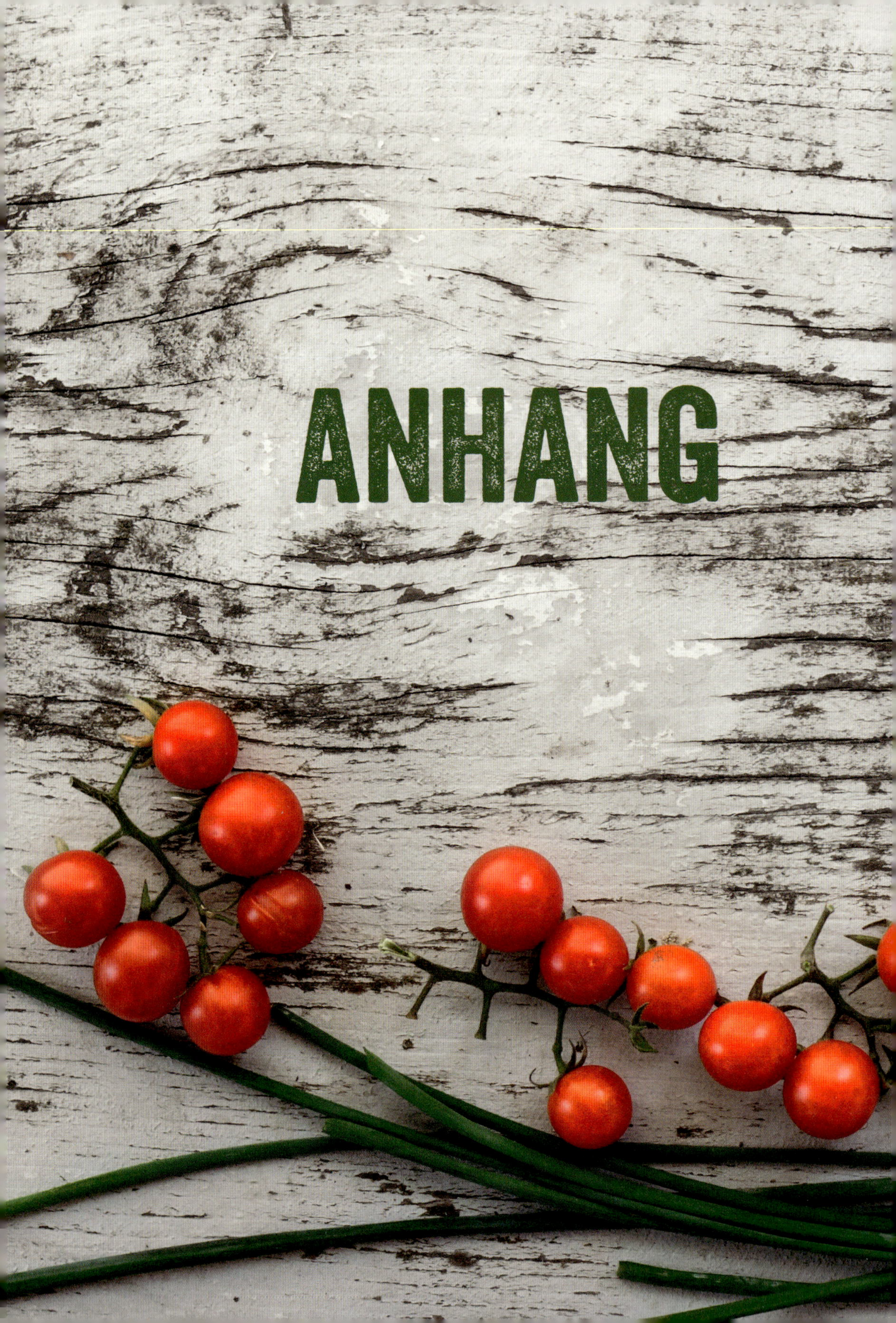

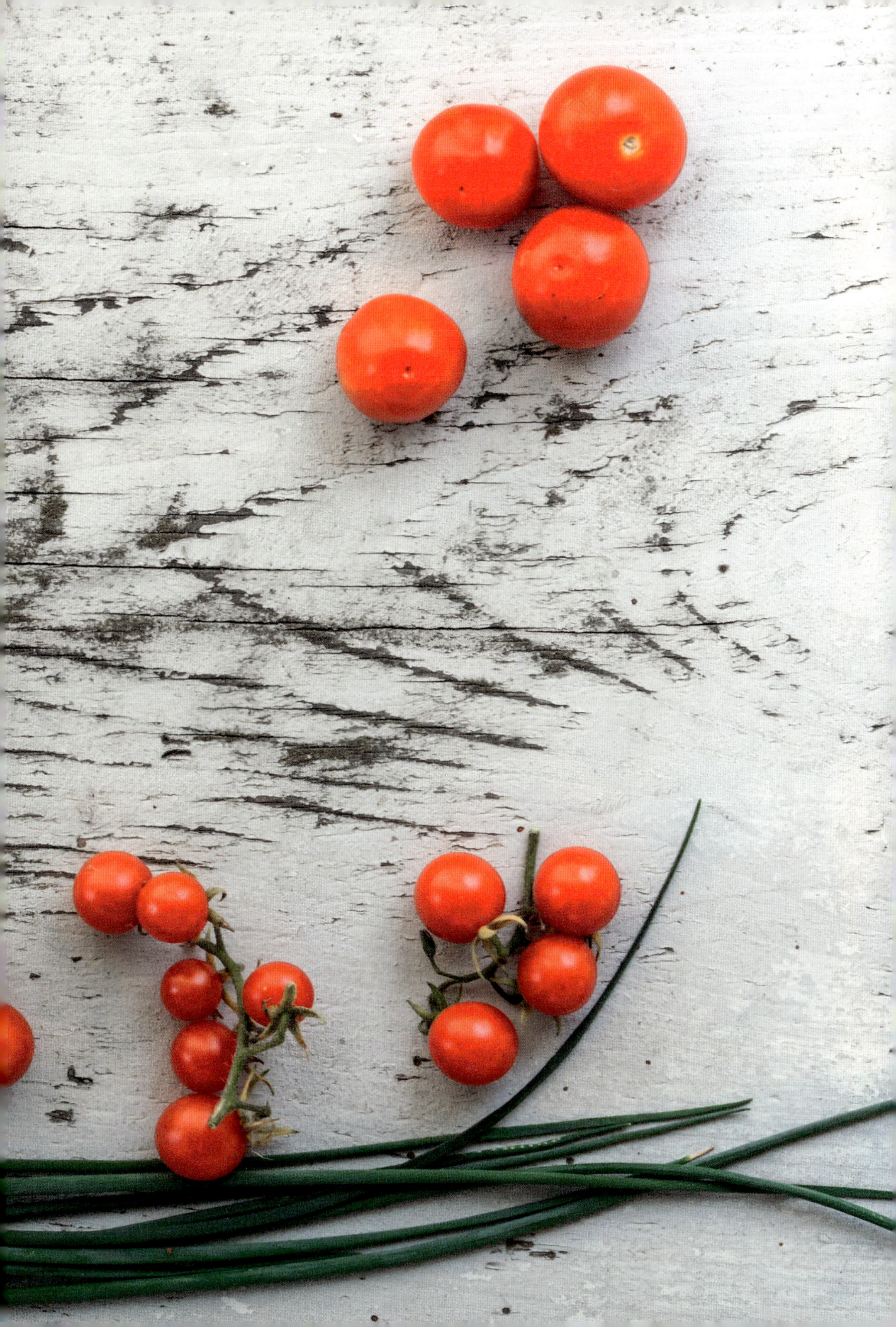

LEBENSMITTELTABELLE

Diese Tabelle soll dein Leitfaden werden. Die grün gekennzeichneten Lebensmittel sollen täglich und in großen Mengen auf deinem Teller landen. Orange gekennzeichnete Lebensmittel können ebenfalls täglich verzehrt werden, allerdings nur in geringen Mengen. Rot steht für Ausnahmefälle.

GEMÜSE

- Algen (z.B. Nori, Wakame, Hijiki, Chlorella, Spirulina)
- Artischocken
- Auberginen
- Bleichsellerie
- Blumenkohl
- Bohnen, grün
- Brokkoli
- Chinakohl
- Erbsen, frisch
- Fenchel
- Frühlingszwiebeln
- Grünkohl
- Gurken
- Karotten
- Kartoffeln
- Knoblauch
- Kohlrabi
- Kürbis
- Lauch
- Mangold
- Navetten (weiße Rüben)
- Okraschoten
- Paprika
- Pastinaken
- Petersilienwurzeln
- Radieschen
- Rettich
- Romanesco
- Rosenkohl
- Rote Beten
- Rotkohl
- Schalotten
- Schwarzwurzeln
- Spargel
- Spitzkohl
- Süßkartoffeln
- Tomaten
- Weißkohl
- Wirsing
- Zucchini
- Zwiebeln

PILZE

- Austernpilze
- Champignons
- Morcheln
- Mu-Err-Pilze
- Pfifferlinge
- Shiitake
- Steinpilze
- Trüffel

SPROSSEN UND KEIME

- Alfalfasprossen
- Bockshornkleesprossen
- Braunhirsesprossen
- Brokkolisprossen
- Dinkelkeimlinge
- Gerstenkeimlinge
- Hirsesprossen
- Leinsamensprossen
- Linsensprossen
- Mungbohnensprossen
- Radieschensprossen
- Rettichsprossen
- Roggenkeimlinge
- Rotkohlsprossen
- Rucolasprossen
- Senfsprossen
- Sonnenblumenkernsprossen
- Weizenkeimlinge

GEWÜRZE, KRÄUTER, SALATE UND KRESSE

- Basilikum
- Bataviasalat
- Bohnenkraut
- Borretsch
- Brennessel
- Brunnenkresse
- Chicorée
- Chilischoten
- Chinakohl
- Dill
- Eichblattsalat
- Eisbergsalat
- Endiviensalat
- Feldsalat
- Fenchelsamen
- Friséesalat
- Gartenkresse
- Ingwer
- Kapern
- Kardamom
- Kerbel
- Kopfsalat
- Koriander
- Kreuzkümmel
- Kümmel
- Kurkuma
- Lattich
- Liebstöckel
- Löwenzahn
- Lollo bionda
- Lollo rosso
- Majoran
- Meerrettich
- Melisse
- Muskatnuss
- Nelken
- Oregano
- Petersilie
- Pfeffer
- Pfefferminze
- Piment
- Rosmarin
- Rucola
- Safran
- Salbei
- Sauerampfer
- Schnittlauch
- Schwarzkümmel
- Sellerieblätter
- Thymian
- Vanille
- Wildpflanzen und -kräuter
- Ysop
- Zimt
- Zitronenmelisse
- Zuckerhut

NUDELN
- basische Kojak-Nudeln

EIWEISSLIEFERANTEN
- Bohnen
- Kichererbsen
- Linsen
- Lupinenmehl

NÜSSE UND SAMEN
- Erdmandeln
- Mandeln/Mandelmus
- Maroni (Esskastanien)

GETRÄNKE
- Kräutertees
- Mineralwasser (ohne Kohlensäure)
- Wasser
- 1 Glas Wasser mit 1 TL naturtrübem Apfelessig
- Wasser mit Zitronensaft

FETTE UND ÖLE
- Butter
- Ghee
- Leinöl
- Mandelöl
- Olivenöl
- Rapsöl
- Sonnenblumenöl

OBST
- Äpfel
- Ananas
- Aprikosen
- Avocados
- Bananen
- Birnen
- Clementinen
- Datteln
- Erdbeeren
- Feigen
- Grapefruits
- Heidelbeeren
- Himbeeren
- Honigmelonen
- Johannisbeeren
- Kirschen
- Kiwis
- Limetten
- Mandarinen
- Mangos
- Mirabellen
- Nektarinen
- Oliven
- Orangen
- Pampelmusen
- Papayas
- Pfirsiche
- Pflaumen
- Preiselbeeren
- Quitten
- Reineclauden
- Stachelbeeren
- Sternfrüchte
- Trockenfrüchte
- Wassermelonen
- Weintrauben
- Zitronen
- Zwetschgen

ÖLSAATEN
- Chiasamen
- Hanfsamen
- Kürbiskerne
- Leinsamen
- Mohn
- Sesam
- Sonnenblumenkerne

VOLLKORNGETREIDE
- Amarant
- Buchweizen
- Dinkel
- Dinkelbulgur
- Dinkelcouscous
- Emmer
- Gerste
- Hafer
- Hirse
- Kamut
- Maisgrieß
- Naturreis
- Quinoa
- Wildreis

HÜLSENFRÜCHTE
- Sojabohnen

NÜSSE
- Haselnüsse
- Kokosnüsse
- Macadamianüsse
- Paranüsse
- Pekannüsse
- Walnüsse

GETRÄNKE
- Grüntee
- Haferdrink
- Lupinenkaffee
- Matcha
- Reisdrink
- Sojadrink

TIERISCHE LEBENSMITTEL*
- Eier
- Fisch
- Fleisch
- Meeresfrüchte
- Milchprodukte
- Schinken
- Wurstwaren

GETRÄNKE
- Alkohol
- Fruchtsäfte
- koffeinhaltige Getränke
- Milch
- Milchshakes
- Mineralwasser mit Kohlensäure
- Schwarztee
- Softdrinks

PFLANZLICHE LEBENSMITTEL
- Balsamicoessig
- Chips
- Fertigprodukte
- Ketchup
- Lebensmittel aus Konservendosen
- Speiseeis
- Süßigkeiten
- Weinessig
- Weizen
- Zucker

* besonders aus konventioneller Landwirtschaft

BEFINDLICHKEITSTABELLE
Meine Checkliste

Basentage	1. Tag	2. Tag	3. Tag	4. Tag	5. Tag	6. Tag	7. Tag
Datum							
Gewicht							
Alle 3 Mahlzeiten eingehalten?							
Bewegungsübung absolviert?							
Entspannungstechnik absolviert?							
Gute Tat absolviert?							
Ausreichend getrunken?							
5 Stunden Pause eingehalten?							
Gemütszustand							

Die Checkliste ist nur für dich persönlich. Sie soll dich nicht zum Kontrollfreak werden lassen, sondern dir die Möglichkeit bieten, schwarz auf weiß zu sehen, was sich verändert. Oft hilft es, wenn man sich ein bisschen Zeit nimmt und Dinge aufschreibt, weil man dadurch automatisch reflektiert und in sich hineinhört. Hör auf deinen Körper – er spricht mit dir!

ISS DOCH LOGISCH

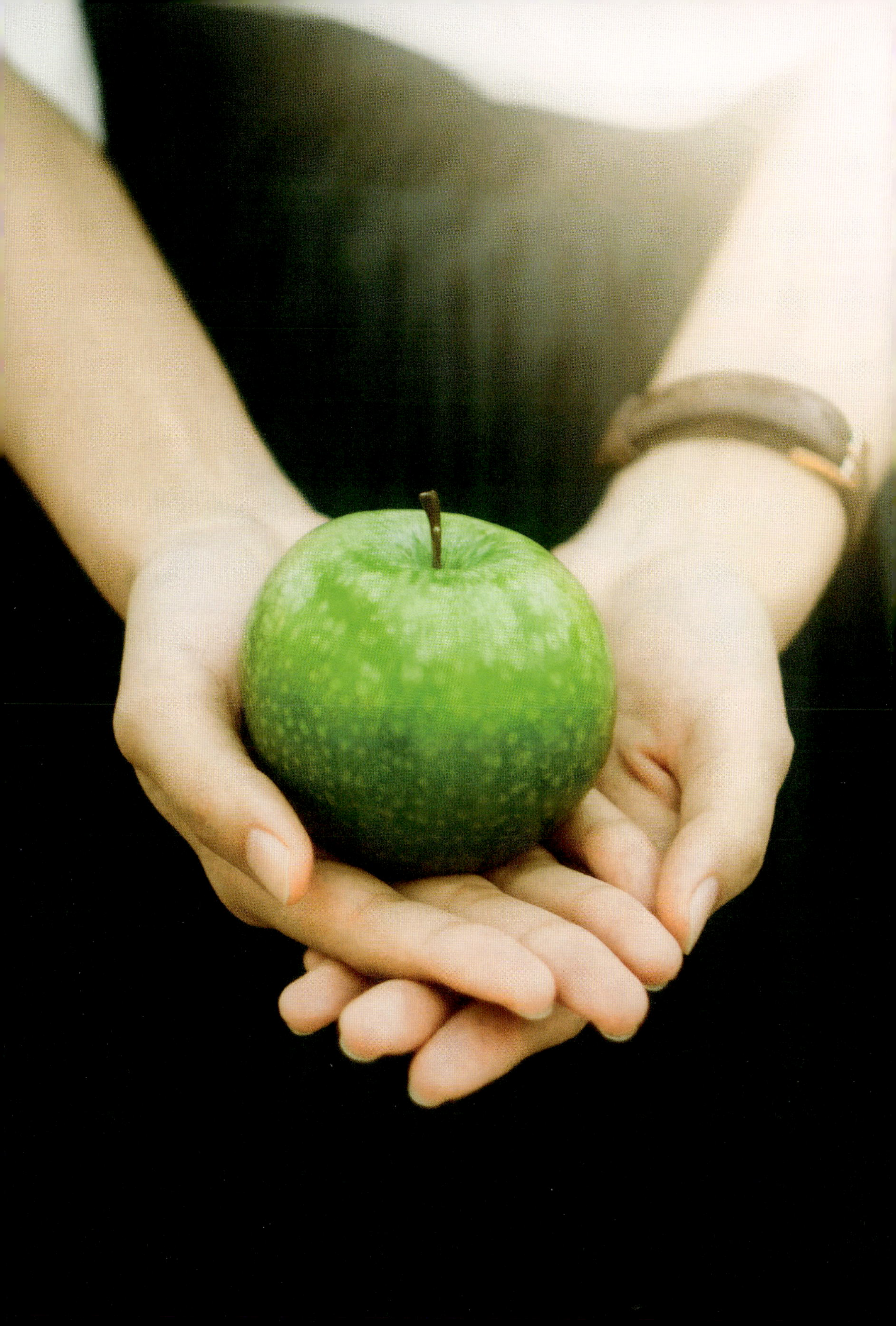

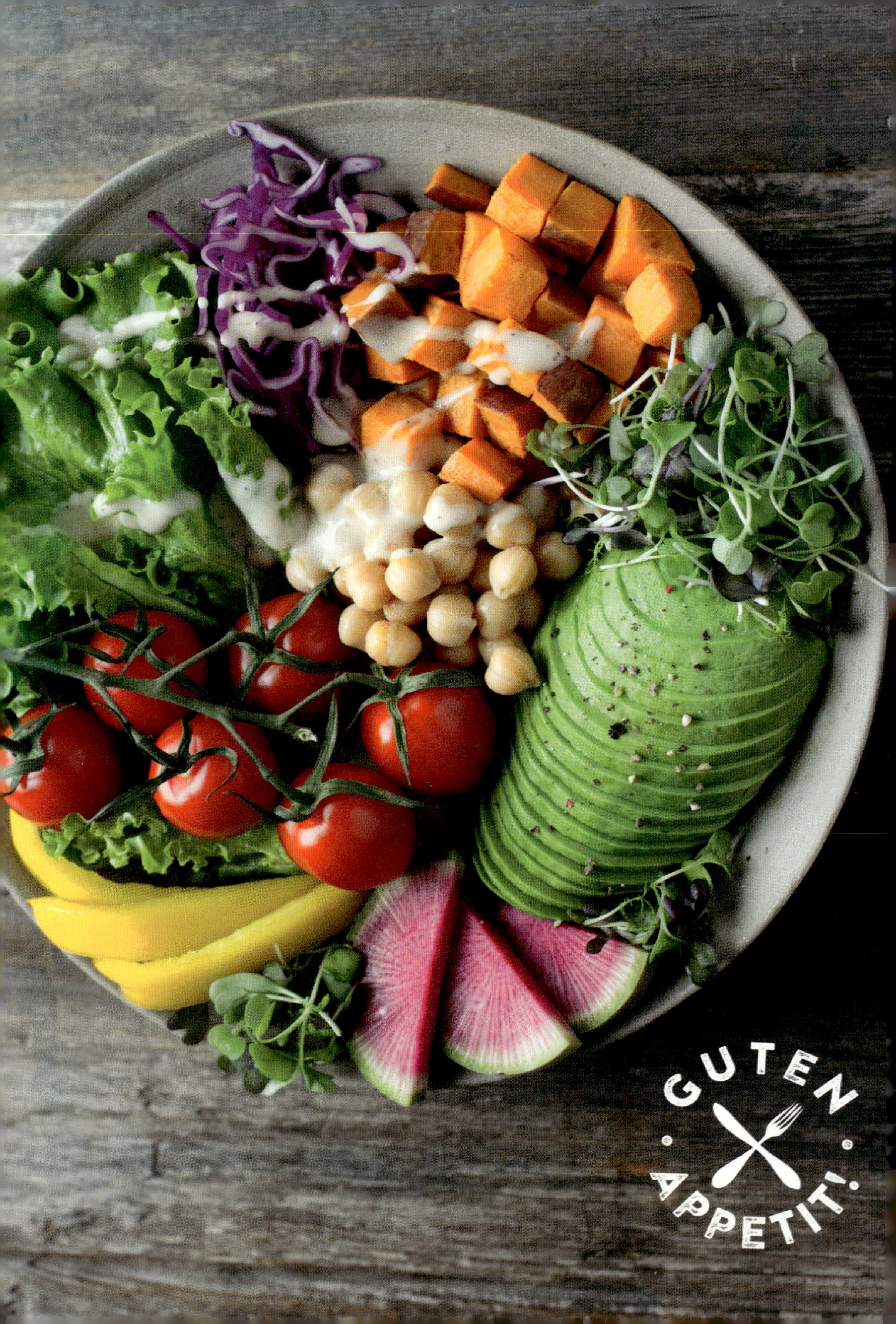
GUTEN APPETIT!

REZEPTVERZEICHNIS

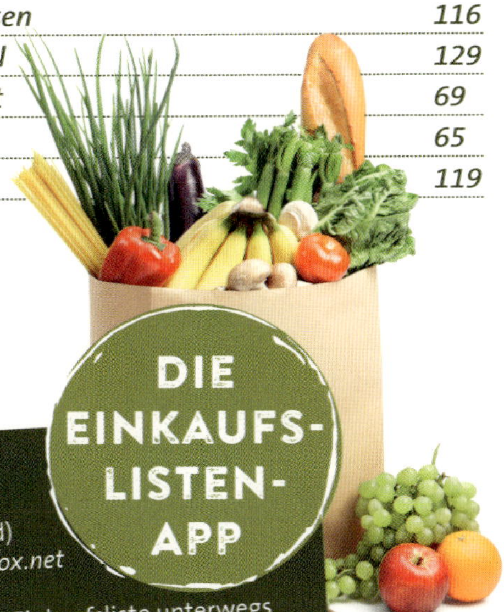

SO KOMMST DU ZUR APP:

- **FacultasApp** gratis herunterladen (erhältlich für iPhone, iPad und Android) *www.facultas.at* und *www.knowledgefox.net*
- „Iss doch logisch" öffnen
- gewünschtes Rezept auswählen für die Einkaufsliste unterwegs

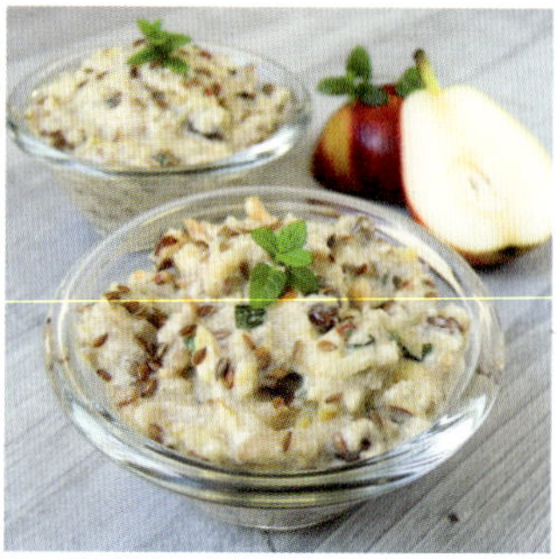

Seite 65

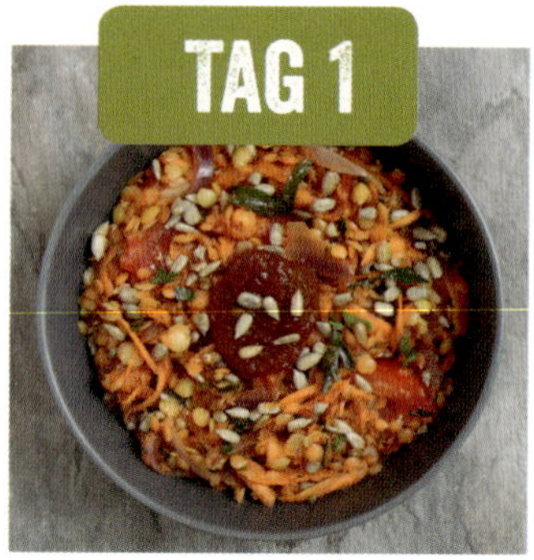

Seite 66

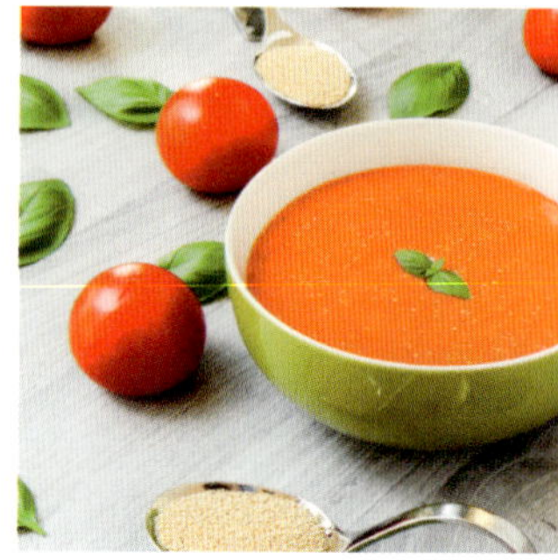

Seite 69

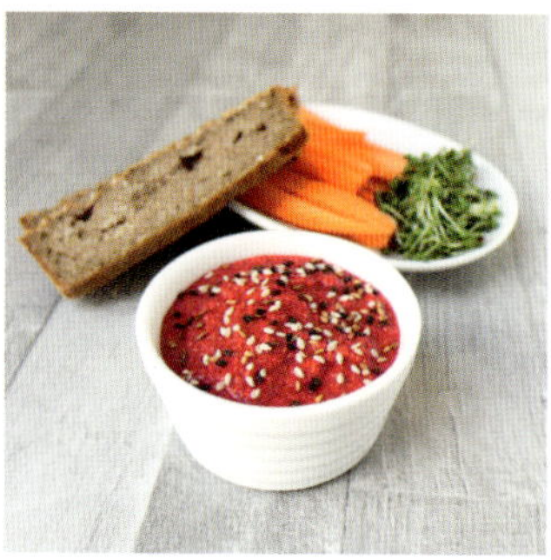

Seite 75

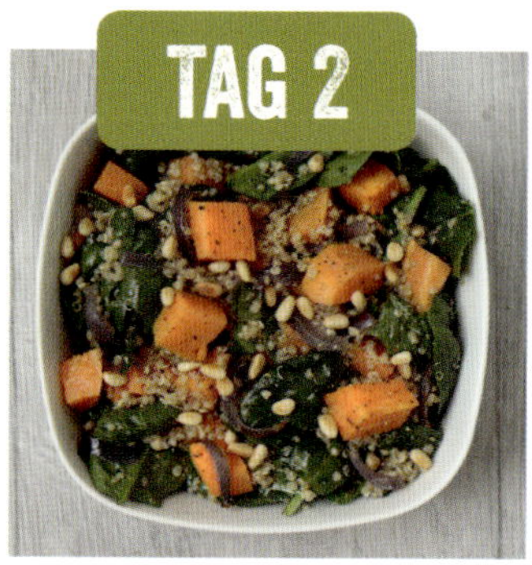

Seite 76

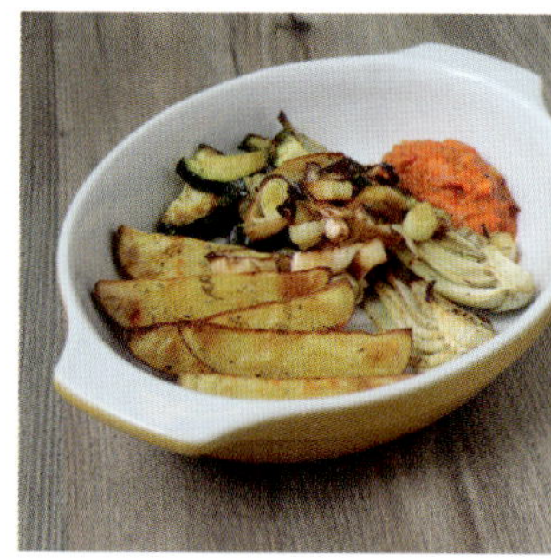

Seite 79

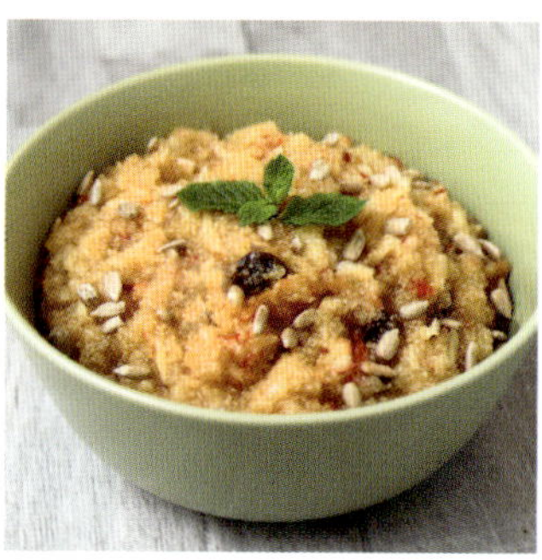

Seite 85

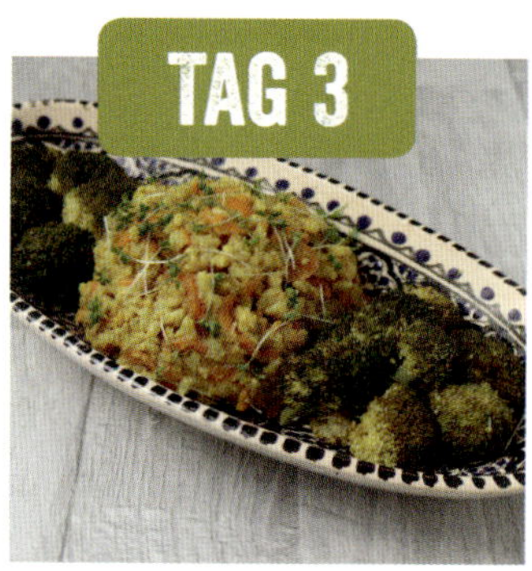

Seite 86

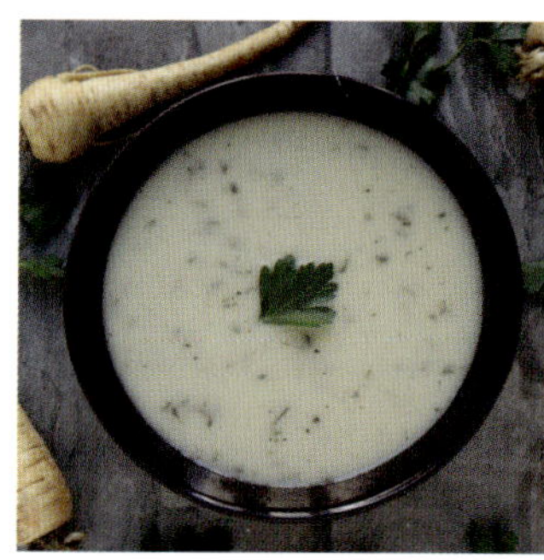

Seite 89

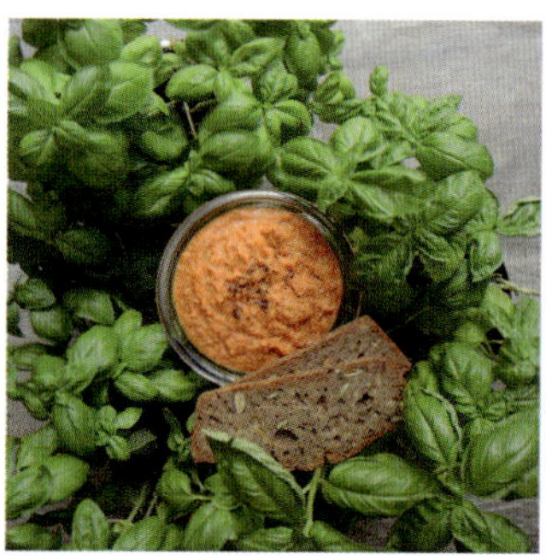

Seite 95

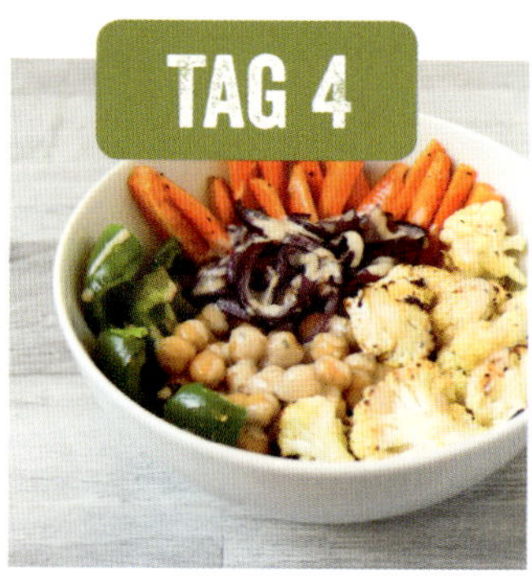

Seite 96

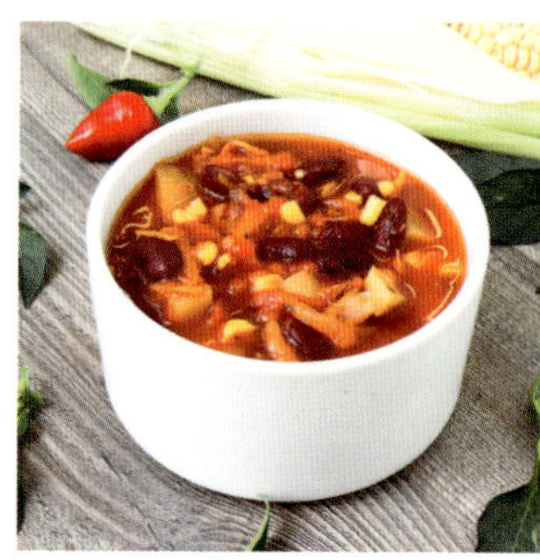

Seite 99

TAG 5

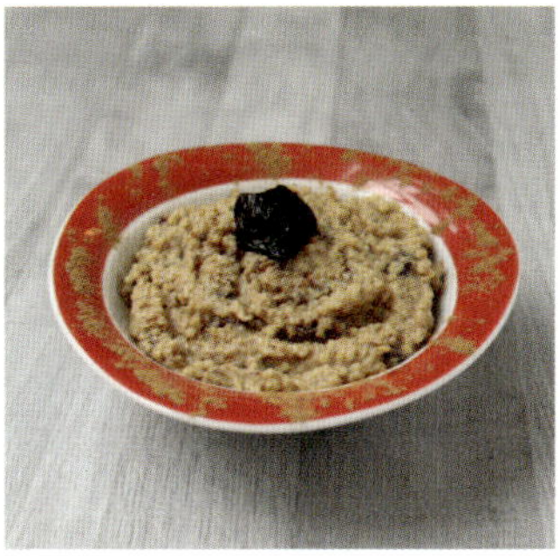
Seite 105

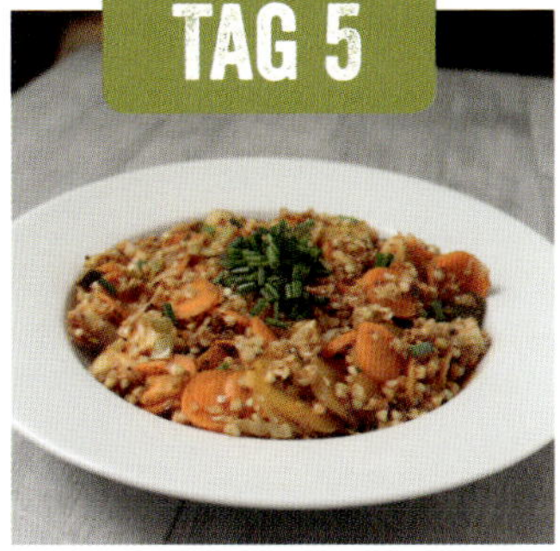
Seite 106

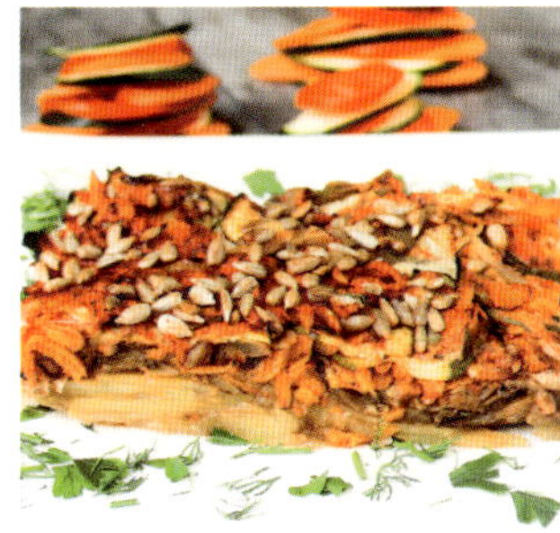
Seite 109

TAG 6

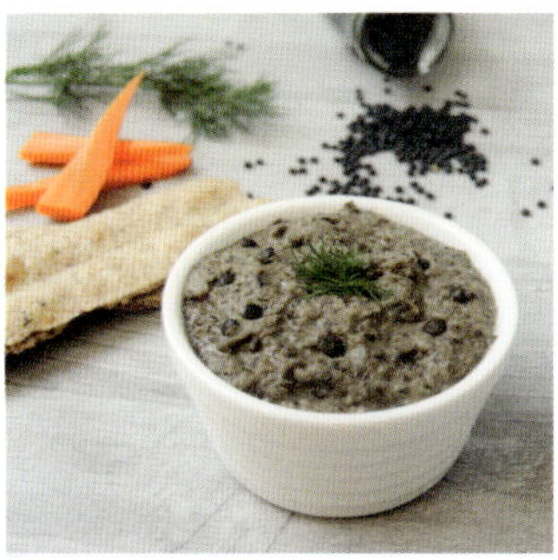
Seite 115

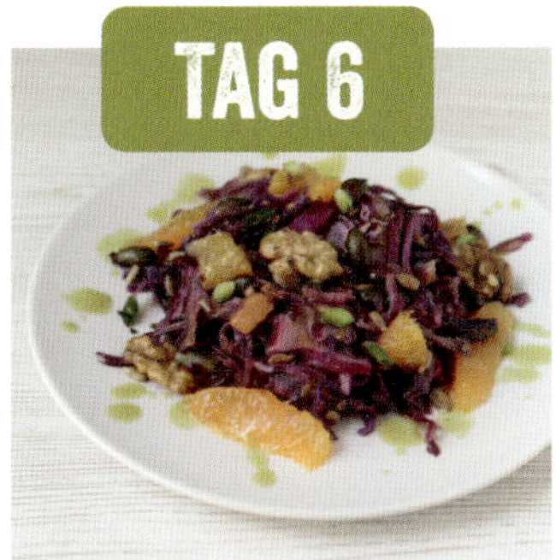
Seite 116

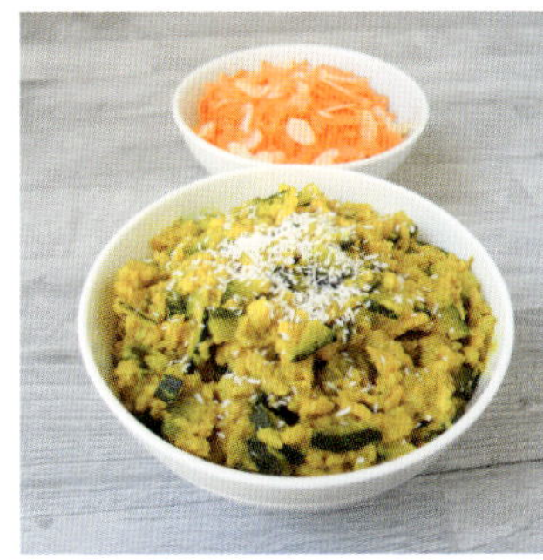
Seite 119

TAG 7

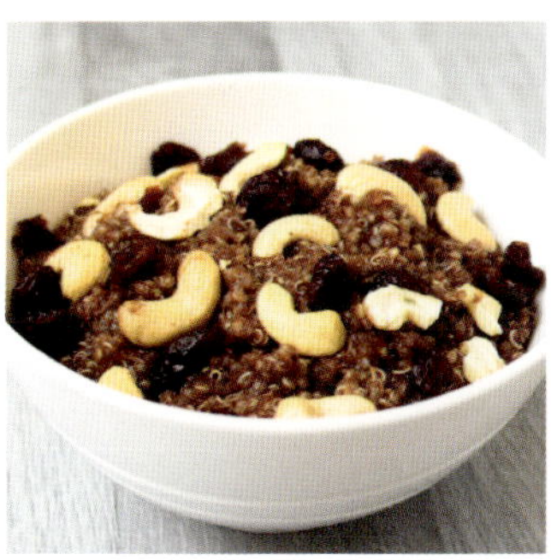
Seite 125

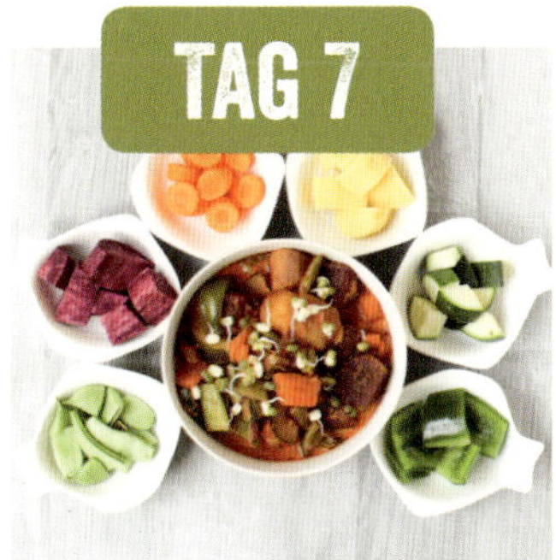
Seite 126

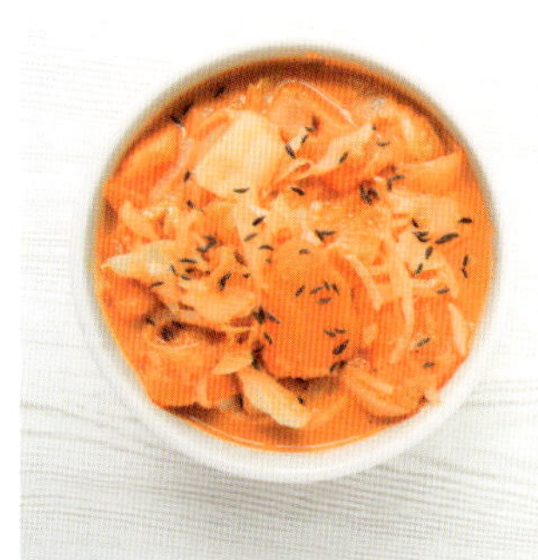
Seite 129

EXTRAS

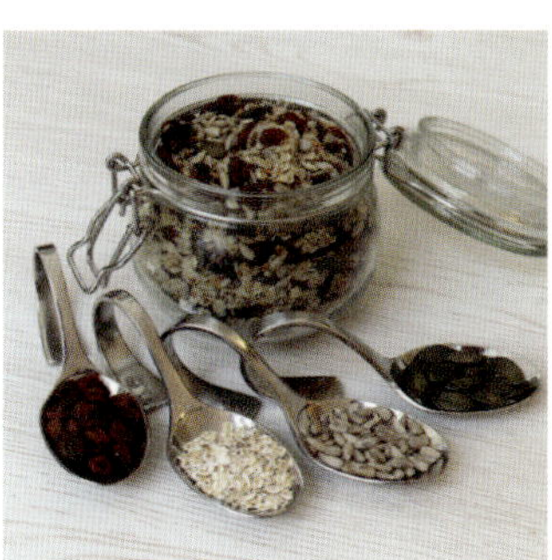
Seite 135

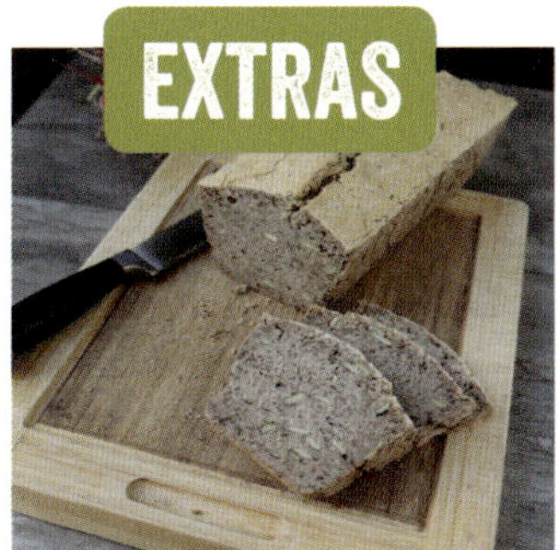
Seite 136

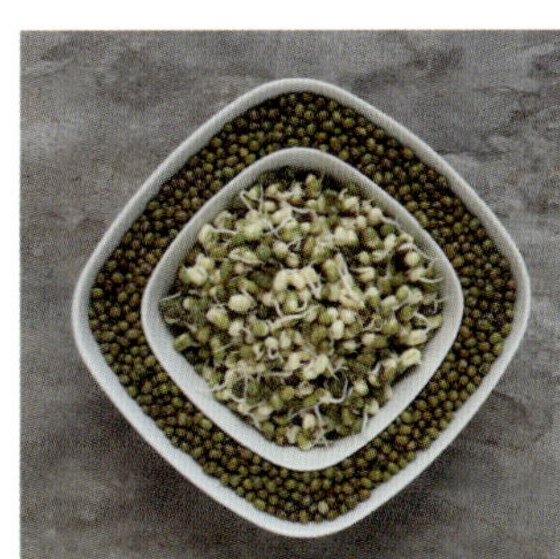
Seite 139

QUELLENANGABEN UND WEITERFÜHRENDE LITERATUR

QUELLENANGABEN

http://www.hudsonvalleyfunctionalmedicine.net/sites/default/files/acid-basebalance.pdf *(zuletzt geprüft am 11.12.2018)*
ACID-ALKALINE BLANCE: ROLE IN CHRONIC DISEASE AND DETOXIFIATION
Deanna M. Minich, PhD, FACN, CNS and Jeffrey S. Bland, PhD, FACN

https://www.ernaehrungs-umschau.de/fileadmin/Ernaehrungs-Umschau/pdfs/pdf_2008/01_08/EU01_016_019.qxd.pdf
(zuletzt geprüft am 11.12.2018)
ÜBERSÄUERUNG SCHADET KNOCHENSTABILITÄT VON KINDERN UND JUGENDLICHEN
Forschungsinstitut für Kinderernährung in Dortmund von Dr.oec.troph. Ute Alexy und Prof. Dr. Remer (2007) DONALD-Studie

https://www.ncbi.nlm.nih.gov/pubmed/21481501
(zuletzt geprüft am 11.12.2018)
DIET-INDUCED METABOLIC ACIDOSIS.
Hospital General Juan Cardona, c/Pardo Bazán s/n 15406 Ferrol, La Coruña, Spain

https://www.ncbi.nlm.nih.gov/pmc/articles/PMC3195546/
(zuletzt geprüft am 11.12.2018)
THE ALKALINE DIET: IS THERE EVIDENCE THAT AN ALKALINE PH DIET BENEFITS HEALTH?
Gerry K. Schwalfenberg

WEITERFÜHRENDE LITERATUR

CLEMENS G. ARVAY: DER HEILUNGSCODE DER NATUR
(2018) Goldmann Verlag

BAS KAST: DER ERNÄHRUNGSKOMPASS
(2018) C. Bertelsmann Verlag

SLAVEN STEKOVIC: DER JUNGZELLENEFFEKT
(2018) edition a

STICHWORTVERZEICHNIS

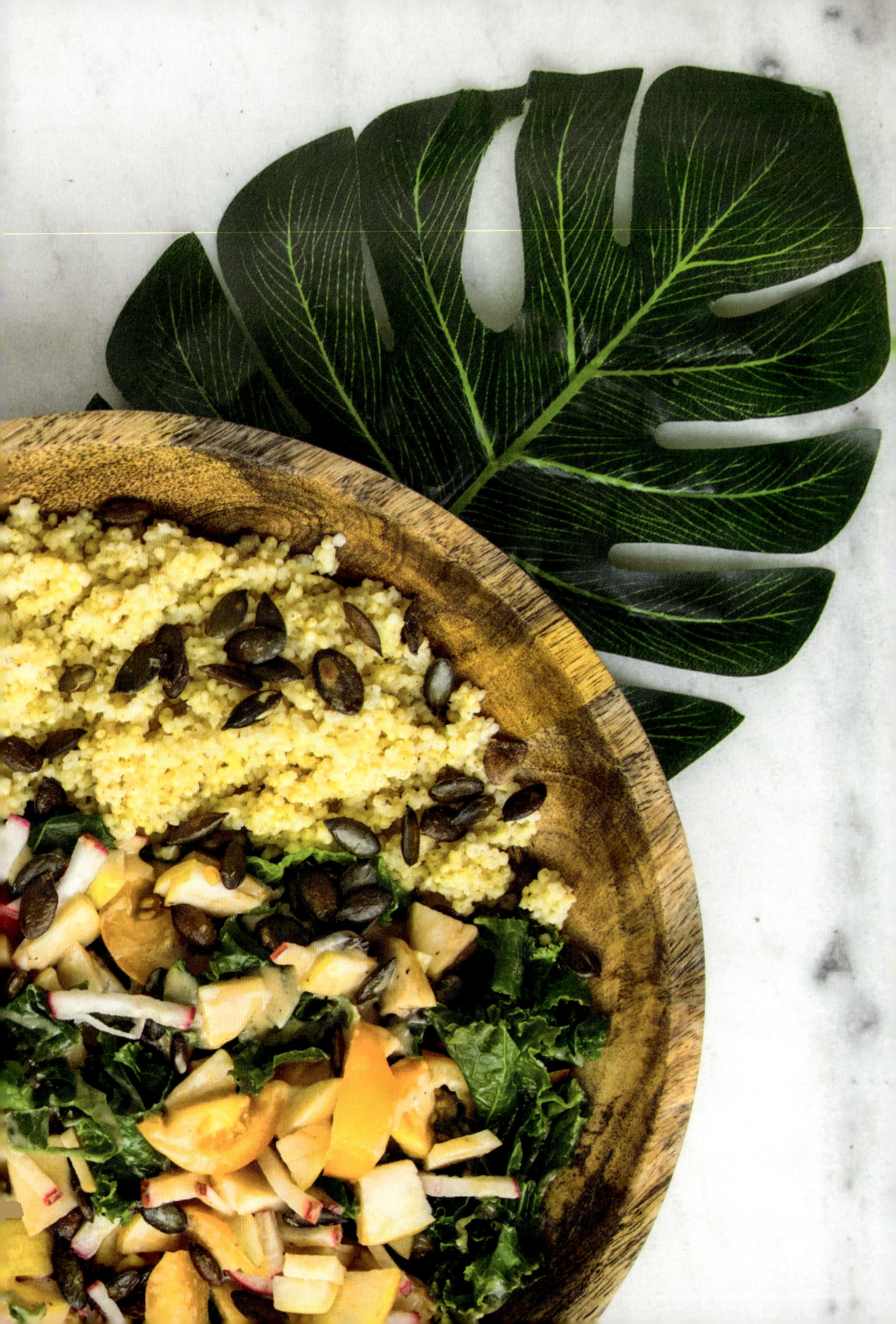

DAS HERSTELLUNGSTEAM

CORNELIA SEIRER

Grafische Gestaltung

Interessierte sich schon als Kind für Kunst und Kultur, was zur Absolvierung eines Kultur- und Sozialanthropologie-Studiums sowie Kolleg und Meisterklasse der Graphischen führte. Cornelia arbeitet als Grafikdesignerin in Wien und freut sich besonders über Arbeiten, bei denen sie ihre Begeisterung für Handlettering und Food Photography voll ausleben kann.

FLORIAN SPIELAUER

Illustrationen

Lebt in Wien und arbeitet als Grafiker und Fotograf, wohin auf dem Globus ihn seine Reisen gerade führen. Neben der Leidenschaft für Typographie sowie Natur- und Reportagefotografie nimmt die Illustration einen immer größer werdenden Teil seiner beruflichen Tätigkeit ein.

KATHARINA WIND

Lektorat

Geboren am Niederrhein, führte sie ihr Weg über das Studium der Germanistik und Anglistik in Deutschland und England nach Wien, wo sie lange in einer Buchhandlung gearbeitet hat. Als Lektorin liebt sie die Schönheit der Sprache und genießt es, Rezepte im Kopf nachzukochen und Wörter duften zu lassen.

IMPRESSUM

Bildverweise
S. 5: Ursula Karven Media GmbH – Elena Bothor; S. 6: Rezel Apacionado – unsplash.com; S. 9: Emanuela Picone – unsplash.com; S. 10: Ryan Moreno – unsplash.com; S. 13: Nanda Green – unsplash.com; S. 14: Jodie Morgan – unsplash.com; S. 20–21: Amoon Ra – unsplash.com; S. 28–29: Benjamin Bousquet – unsplash.com; S. 34: Jenny Hill – unsplash.com; S. 38–39: Jacob Postuma – unsplash.com; S. 43: Quentin Dr – unsplash.com; S. 44: Martin Sanchez – unsplash.com; S. 52–53: Cynthia Magana – unsplash.com; S. 56, 62–63, 72–73, 102–103, 122–123: © Cornelia Seirer; S. 64, 67, 68, 74, 77, 78, 82–83, 84, 87, 88, 92–93, 94, 97, 98, 104, 107, 108, 114, 117, 118, 124, 127, 128, 132–133, 134, 137, 138, 145: © Basenbox®; S. 112–113: © Basenbox®; S. S. 140: Jo Sonn – unsplash.com; S, 143: Daniel Auer; S. 144–145: Norwood Themes – unsplash.com; S. 149: Jony Ariadi – unsplash.com; S. 150: Anna Pelzer – unsplash.com; S. 151: © ansonsaw – istockphoto.com; S. 158: Jo Sonn – unsplash.com;

Type set in “TheSans Plain”, “TheSans Plain Italic”, “TheSans Plain Bold” from LucasFonts.

Bibliografische Information der Deutschen Nationalbibliothek
Die Deutsche Nationalbibliothek verzeichnet diese Publikation in der Deutschen Nationalbibliografie; detaillierte bibliografische Daten sind im Internet über http://dnb.d-nb.de abrufbar.

Druck: primerate, Budapest
ISBN 978-3-99002-087-6